・ 甘くて簡単で極

奇跡のやせス

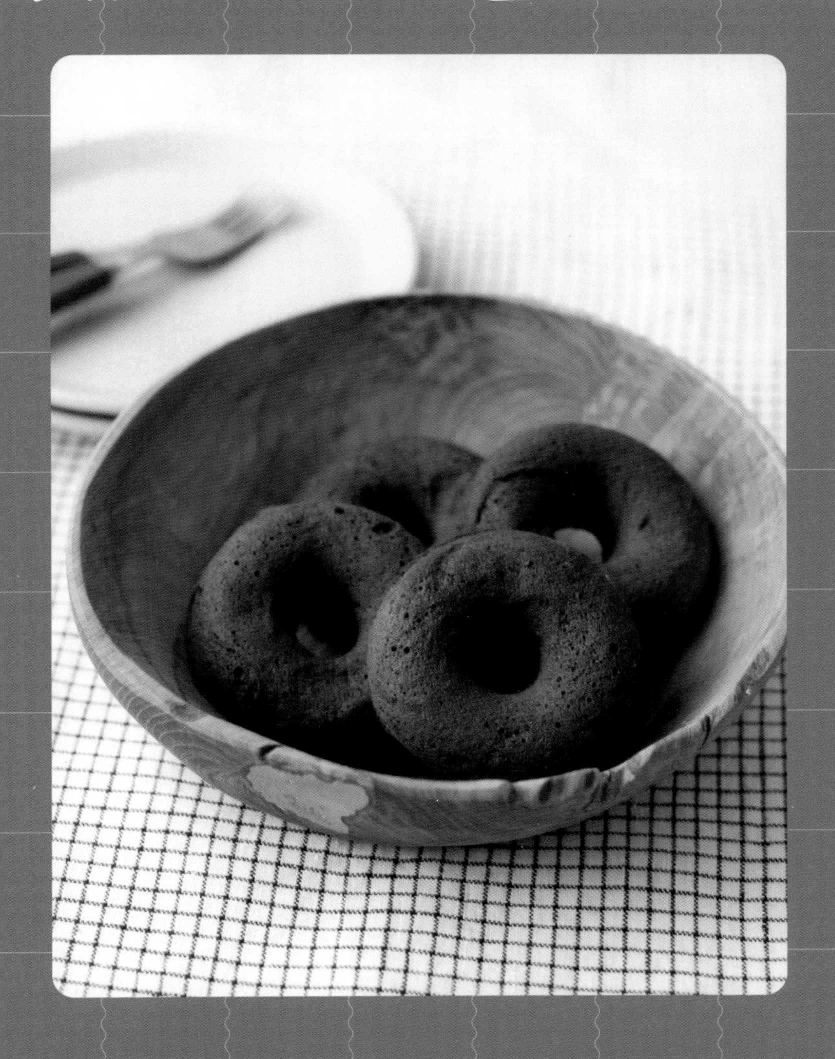

mao

KADOKAWA

＼ はじめに ／

ドカ食いとリバウンドのループから抜け出したくて

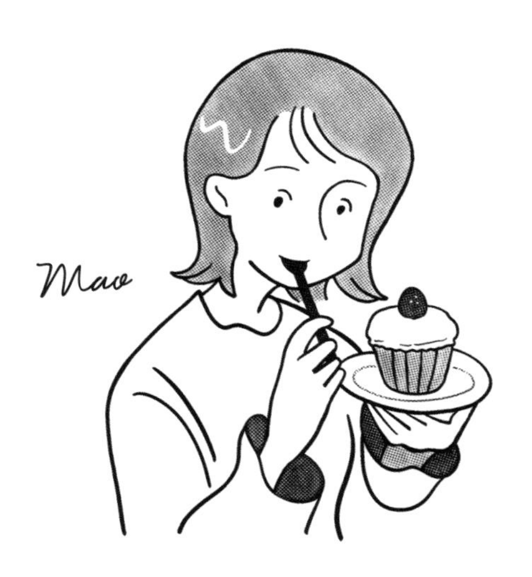

「どうせドカ食いしてしまうなら、我慢するのは止めて、ヘルシーで罪悪感がないものを食べよう」と思った。

こんにちは。maoです。この本は、ダイエットのストレスによる暴飲暴食が止められず、何度もリバウンドを繰り返していた私が、ようやく見つけた「我慢せずにやせる」スイーツのレシピをまとめたものです。

以前の私は、やせるために「甘いものは一切禁止！ 炭水化物抜き！」と

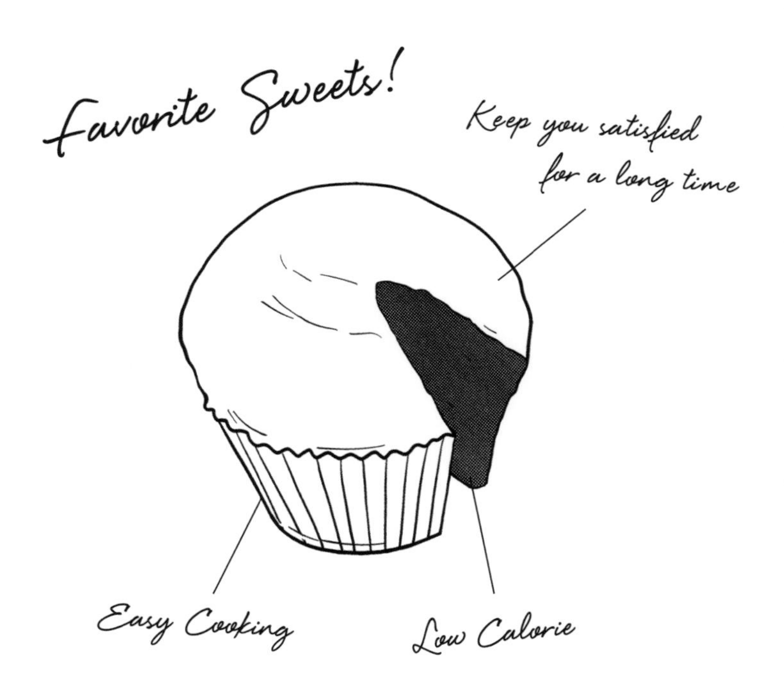

いうストイックな食事制限をしていました。でも、甘いものが大好きで、どうしても途中でお菓子をドカ食いしてしまい、毎回リバウンド……。そんなやせたり太ったりのループから抜け出すきっかけになったのが、この本でご紹介する「おから蒸しパン」でした。「どうせドカ食いしてしまうなら、せめてヘルシーで罪悪感がないものを食べよう」。そう思いながら毎日作って食べるようになり、初めてリバウンドなしのダイエットに成功しました。

スイーツを食べながら

半年間で-9kg

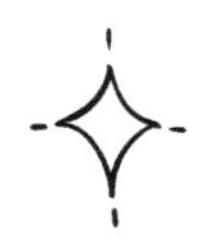

「ほんのちょっとの工夫で、甘いものだって食べていいんだ」と気がついた。

ヘルシーなスイーツなら、罪悪感なく食べられる。そう気がついてから、どんどんやせスイーツにのめりこんでいきました。実は私はずぼらで面倒なことは大嫌い。そんな私でも毎日続けられる、なるべく簡単なレシピを増やしていきました。我慢をしなくなったことで、ドカ食い癖がなくなり、気がつけば半年で-9kg。もし、昔の私のようにやせるために我慢をし続けている方がいたら、この本でご紹介するスイーツを作ってみてほしいです。「我慢をしない」が一番のダイエットへの近道になるかもしれません。

やせスイーツ 3つのルール

この本でご紹介するスイーツのレシピは3つのルールを大切にしています。
簡単に作り続けることができて、無理なくやせるためのルールです。

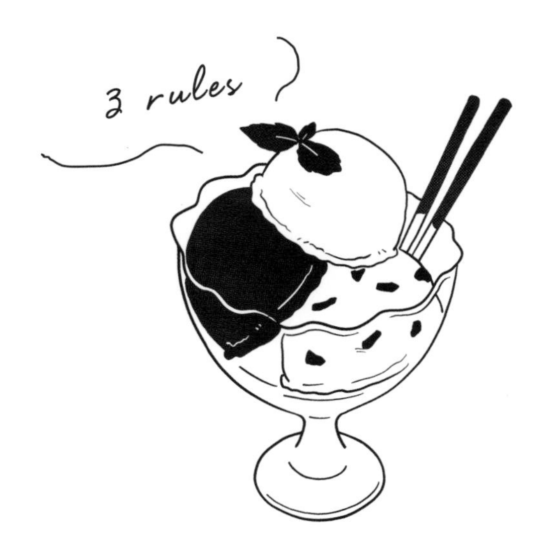

Rule 1

腹持ちがいい

おからやオートミールなど、たんぱく質や食物繊維が多く、腹持ちがいい食材を基本の材料にしています。空腹感を我慢することが少なくなるので、やせスイーツなのに「無理をしてダイエットをしている感」が少ないレシピです。

Rule 2

カロリー控えめ

市販のおやつに比べて、カロリーが控えめなので、食べすぎなければ毎日食べてもOKです。甘いもの好きの方が満足できるよう、チョコやアイスなど、しっかり甘みがあるレシピも多いですが、食べても罪悪感がないスイーツです。

Rule 3

2stepで簡単に作れる

毎日作っても負担にならず、続けられる楽ちんさが大事！混ぜて焼くだけ・冷やすだけ、の簡単 2stepでできるレシピだけを集めました。朝の忙しい時間でも10分ほどあれば完成するレシピも多いので、気軽に作ることができます。

CONTENTS

まず試してほしい 人気の5レシピ

おからのレシピ

オートミールの
レシピ

豆腐と豆乳の
レシピ

ギルティフリーな
その他材料のレシピ

お食事系の
レシピ

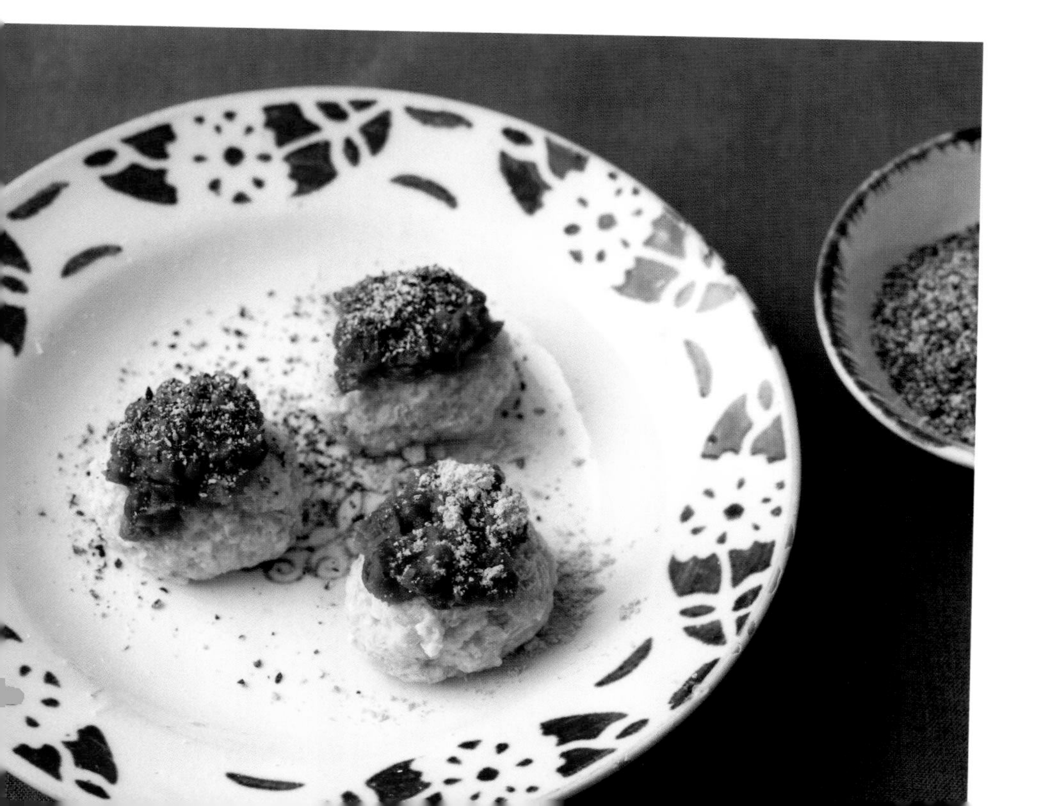

この本の見方

この本のレシピページの見方と表記についての注意点です。

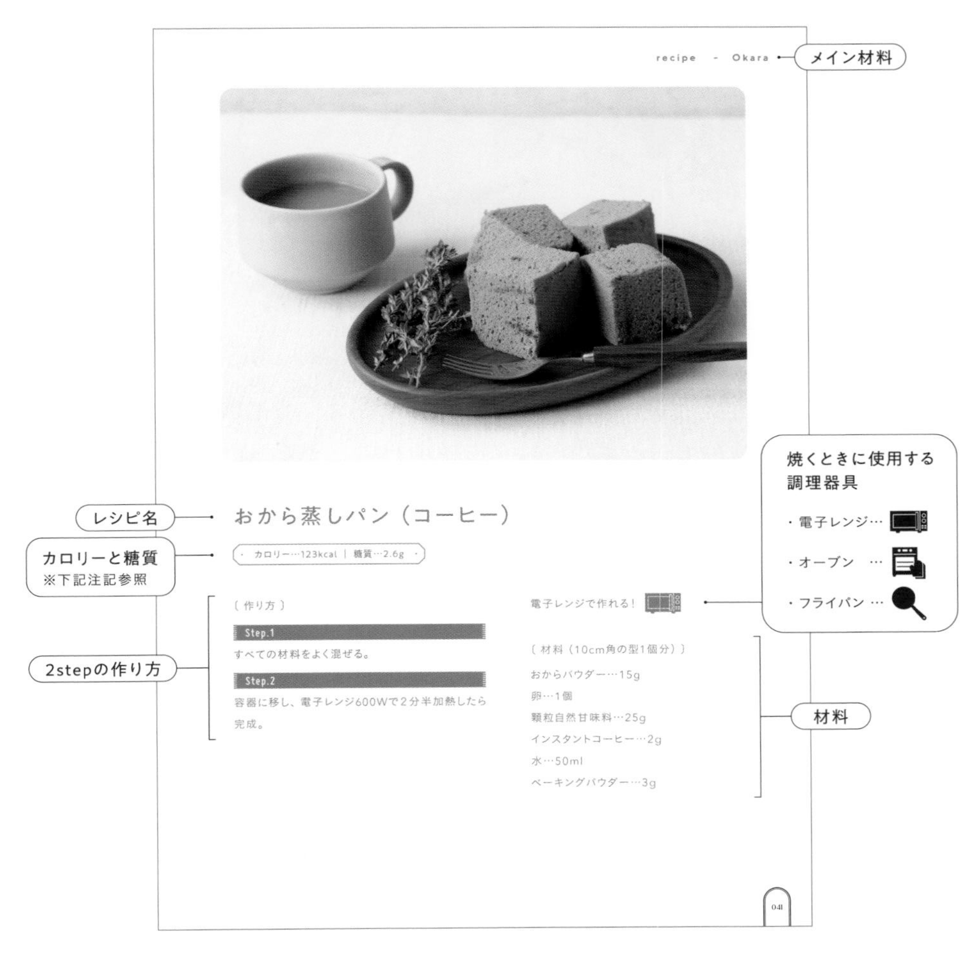

※注

カロリーと糖質の表記について

1. レシピ内で「顆粒自然甘味料」を使用している場合、この本ではラカンカ由来のタイプをおすすめしています。ラカンカ由来の「顆粒自然甘味料」は“糖質”には含まれますが“糖類”には含まれない成分でできています。エネルギーにはならず（カロリー0）血糖値にも影響を及ぼさないため、この本では糖質量の数値には含みません。

2. 「カロリーと糖質」の値は「材料」欄記載のすべての分量で計算しております。レシピ内で複数スイーツができる場合も、1個あたりではなく、全量の値です。

3. 「材料」欄に記載がないトッピングフルーツや飲み物は「カロリーと糖質」の値に含まれておりません。

＼ 2stepレシピの基本 ／ 道具

やせスイーツレシピの基本道具。電子レンジを使うレシピが多いので、
レンジで使用可能なシリコンの型は数種類持っていると便利です。

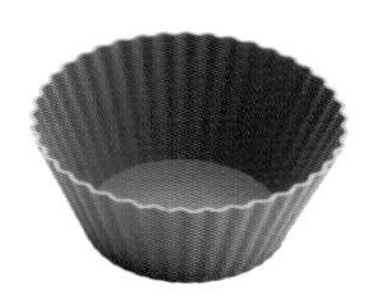

No.1 直径5cmのシリコンカップ

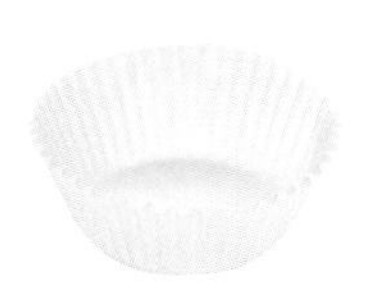

No.2 直径5cmのグラシンカップ

No.3 チャック付きビニール袋

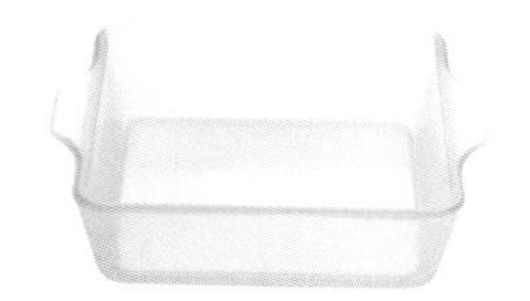

No.4 耐熱ガラスの12cmスクエア型

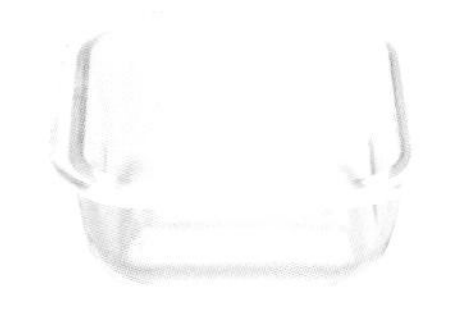

No.5 耐熱ガラスの10cmスクエア型

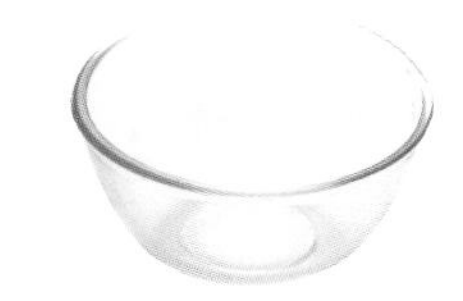

No.6 耐熱ボウル

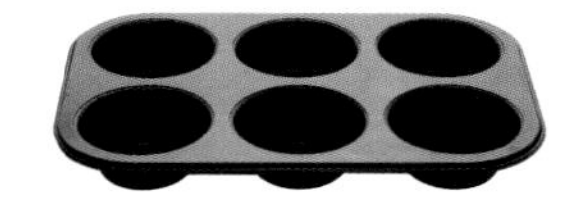

No.7 金属のマフィン型プレート

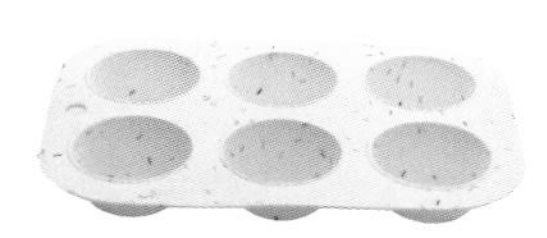

No.8 シリコンのマフィン型プレート

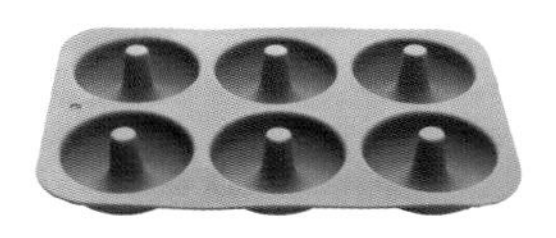

No.9 シリコンのドーナツ型プレート

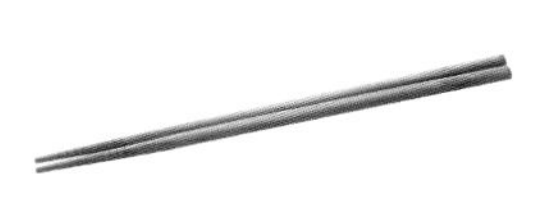

No.10 菜箸

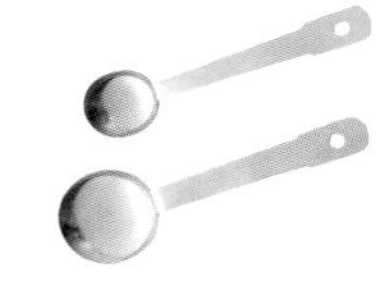

No.11 計量スプーン

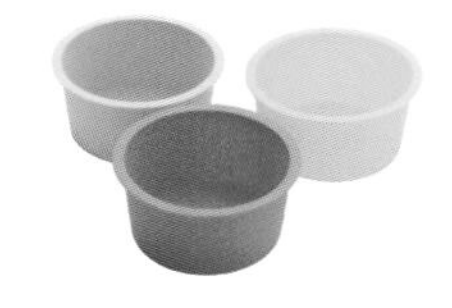

No.12 シリコンカップ

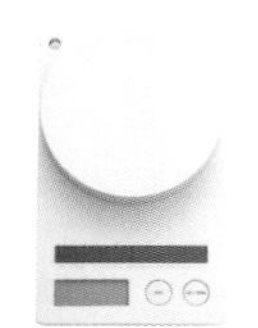

No.13 デジタルスケール

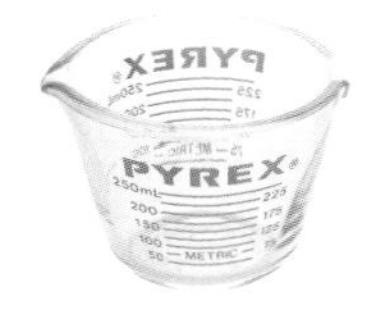

No.14 計量カップ

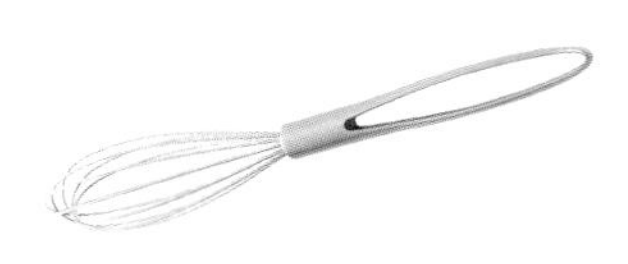

No.15 泡立て器

＼ 2stepレシピの基本 ／ 材料

メインで使用するのはカロリー控えめのおからパウダー、オートミール、豆腐と豆乳。下段の材料もあるとレシピの幅が広がります。

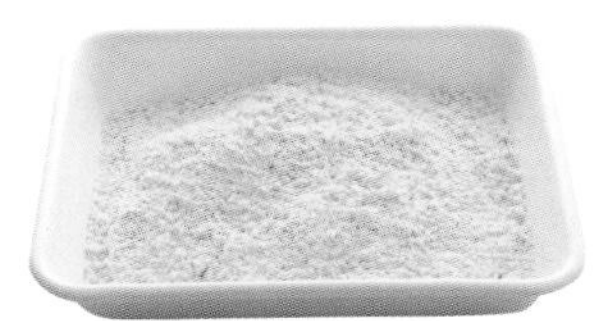

No.1 おからパウダー

おからでできているパウダー。なるべく粒子が細かいものを選ぶと、焼き菓子系レシピの失敗が少ないです。

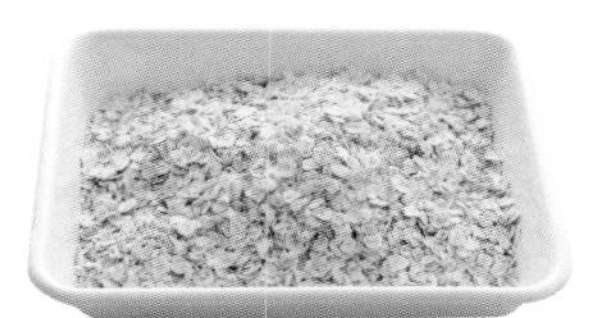

No.2 オートミール

オーツの粒を潰した「ロールドオーツ」をフレーク状にした「クイックオーツ」を使います。スーパーにもあります。

No.3 絹豆腐

小分けパックで水があまり入っていない「充填（じゅうてん）豆腐」だと、日持ちもしやすくおすすめです。

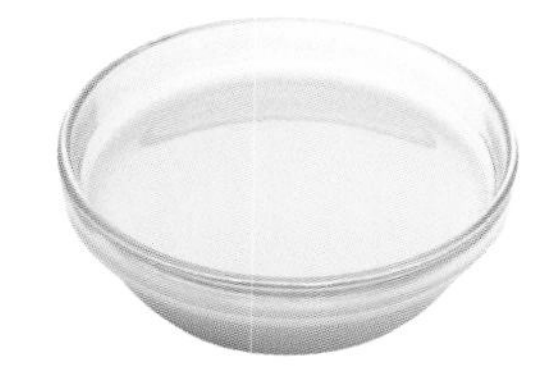

No.4 豆乳

「調整豆乳」は飲みやすさのために砂糖が添加されているので、「無調整」を選びましょう。メーカーはなんでもOK。

個包装タイプが使いやすい！

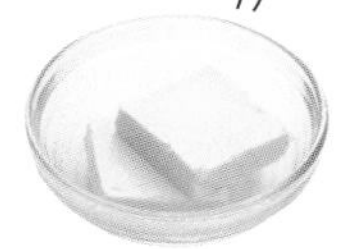

クリームチーズ

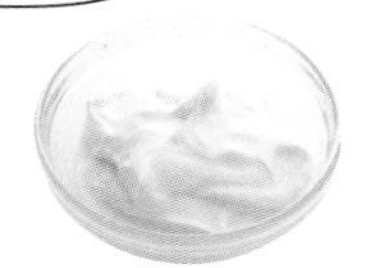

無糖水切りヨーグルト

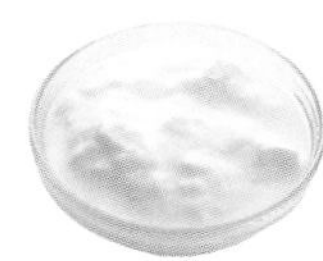

無糖ヨーグルト

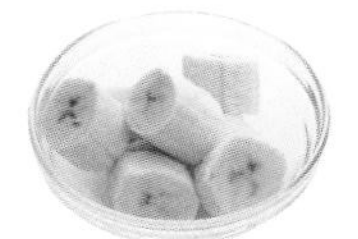

バナナ

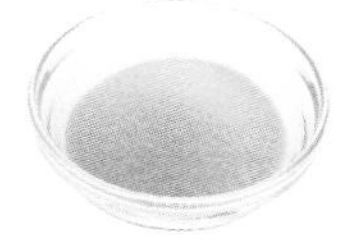

顆粒自然甘味料

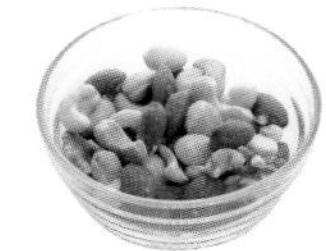

素焼きナッツ

多出の材料「サイリウム」について

小麦粉や片栗粉の代用品として使われることが多い植物由来の粉。水を含むとゼラチン状になるため、とろみをつけたり、モチモチの食感をつけたいときによく使用します。食物繊維が豊富なので、使用すると腹持ちのいいスイーツができますが、推奨量以上を摂取すると腹痛や下痢の原因になるとも言われているので注意しましょう。

＼ 2stepレシピの基本 ／

簡単にできる作り方

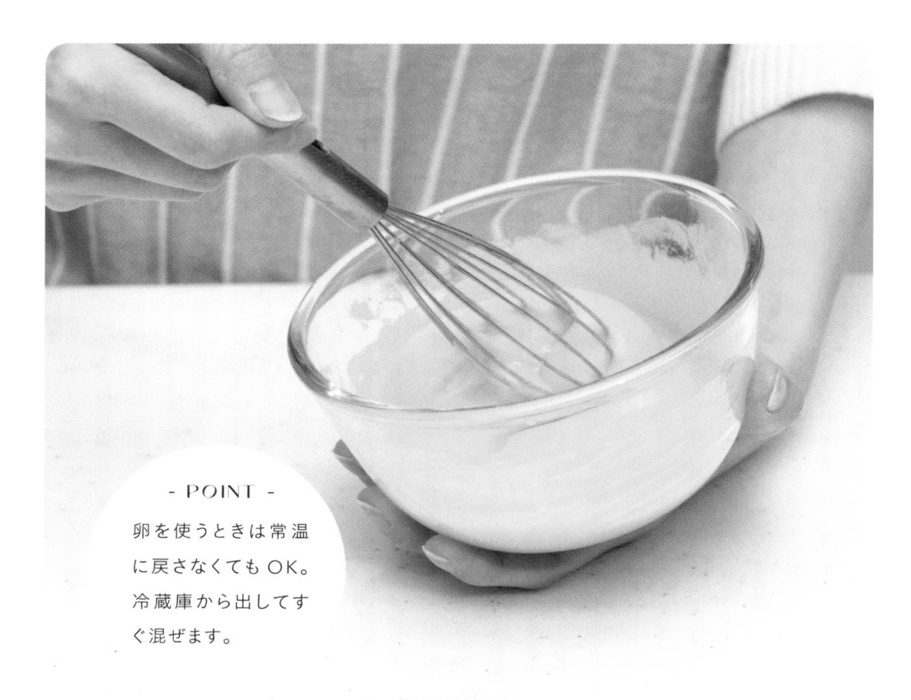

\- POINT -

卵を使うときは常温に戻さなくてもOK。冷蔵庫から出してすぐ混ぜます。

Step.1

混ぜる

Mix

やせスイーツレシピのステップ1は材料をすべて容器に入れて混ぜるだけ！ 粉のダマがなくなって、滑らかになるまでよく混ぜましょう。卵は一番先に溶いておくと混ざりやすいです。

Step.2

焼く

Bake

ステップ1で混ぜたものを容器に入れて焼きましょう。使うのは電子レンジ・オーブン・フライパンの3種類。レシピページのアイコンで使用する調理器具を簡単に確認できます。

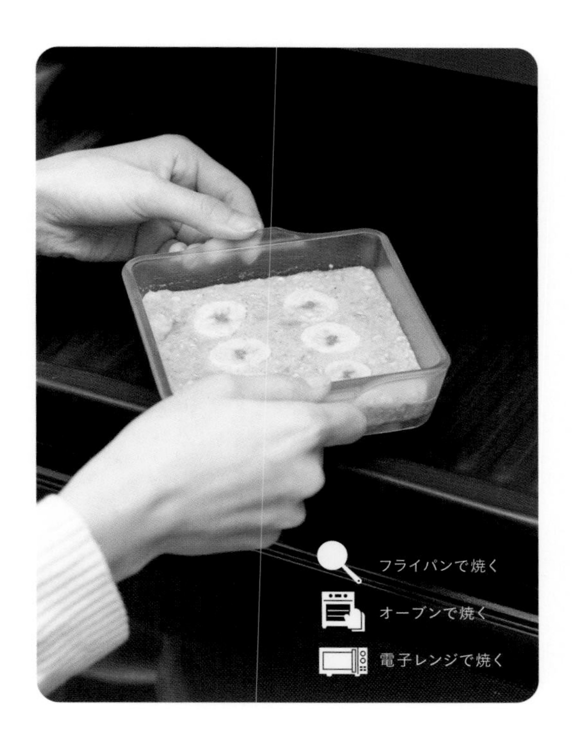

or

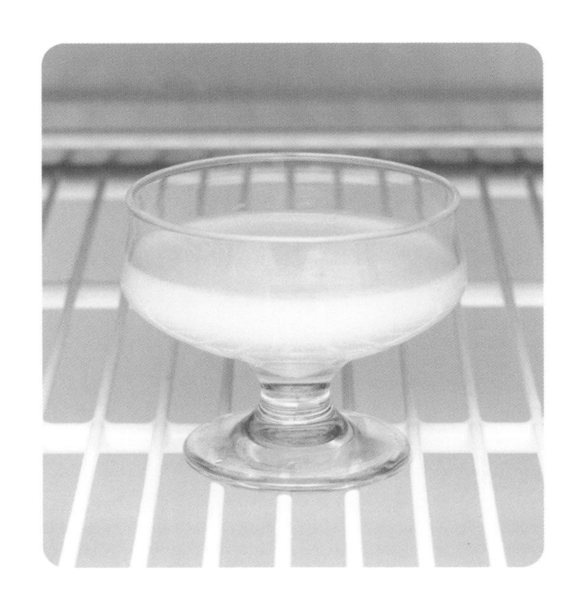

冷やす・凍らせる

Ice

プリンやアイス類は材料を混ぜたら冷やして完成です。前日に作って、夜の間に冷やしておくと効率的。かわいいグラスや型を使えば、仕上がりの見た目も良くなるのでおすすめです。

＼ 2stepレシピの基本 ／

アレンジも簡単

やせスイーツは継続が大事！ 基本の作り方を覚えたら、アレンジをすると、飽きずに楽しめます。

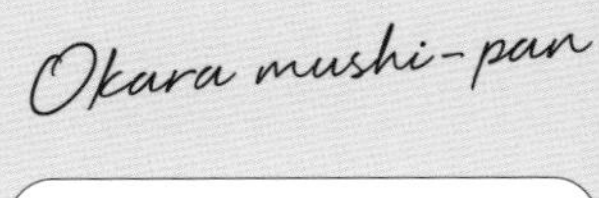

おから蒸しパン

01

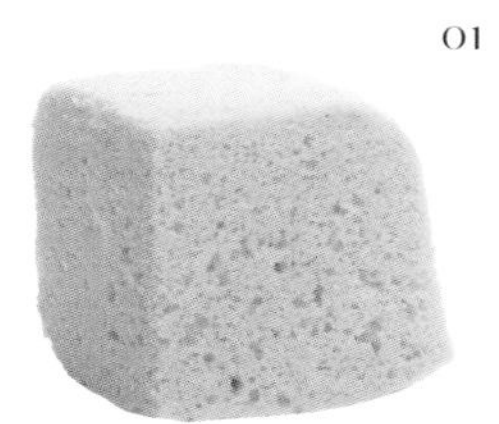

おから蒸しパン(プレーン)
… p18

02

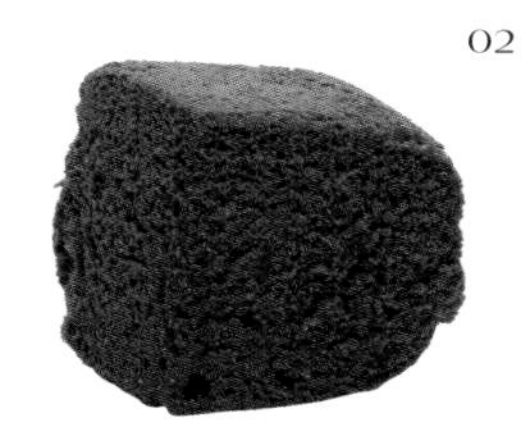

おから蒸しパン（ココア）
… p38

03

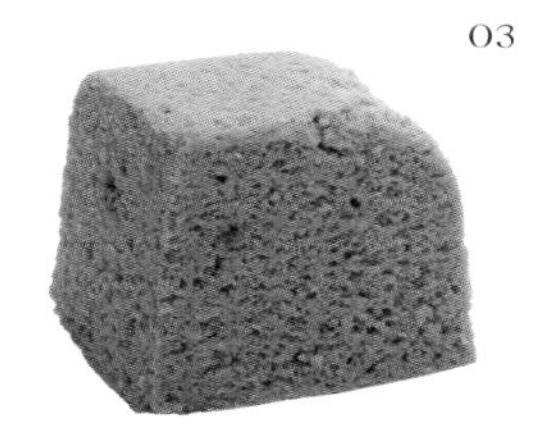

おから蒸しパン（コーヒー）
… p41

04

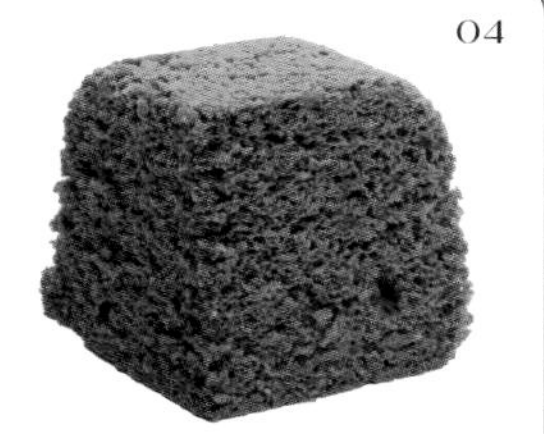

おから蒸しパン（抹茶）
… p40

マフィン　Muffin

05

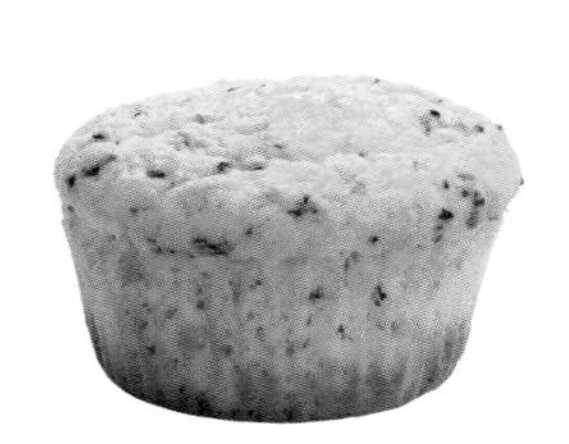

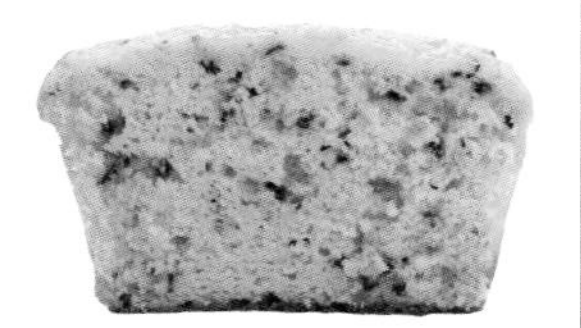

アールグレイマフィン
… p44

06

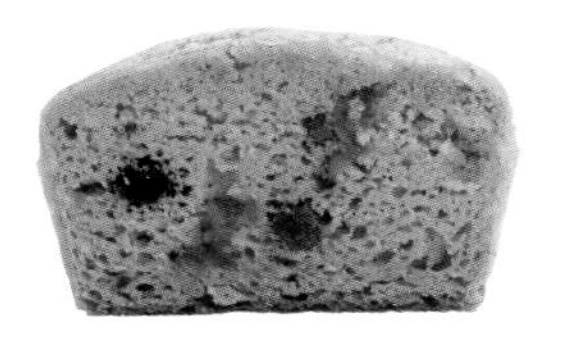

シュトレン風マフィン
… p45

07

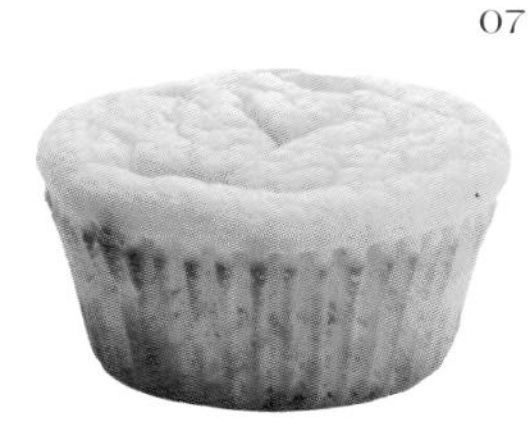

プレーンマフィン
… p42

08

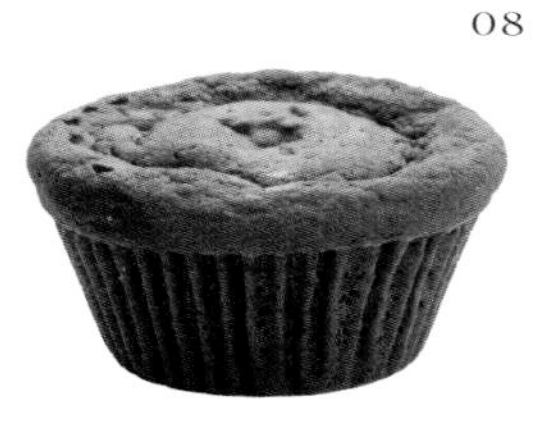

ココアマフィン
… p45

バナナアイス

Banana Ice cream

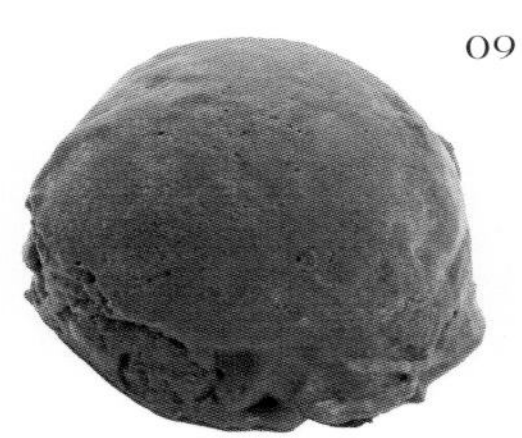

09
バナナアイス（チョコバナナ）
… p102

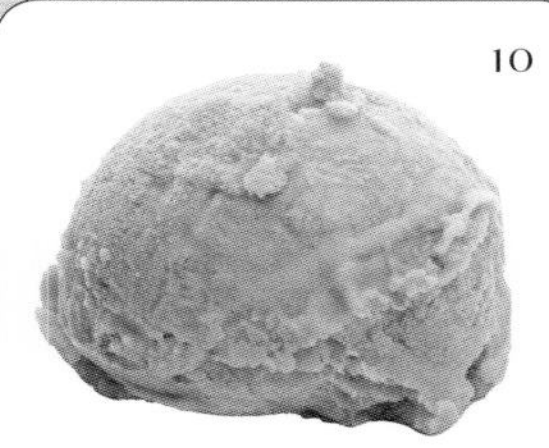

10
バナナアイス（プロテインバナナ）
… p105

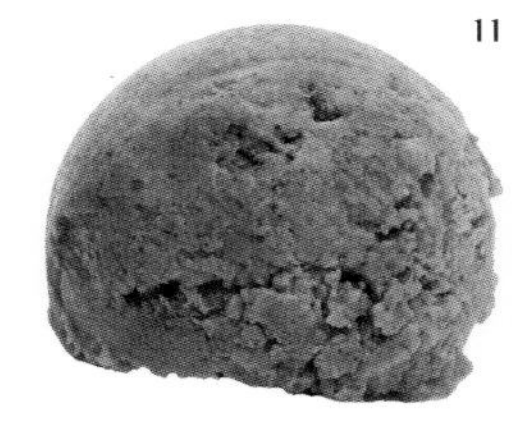

11
バナナアイス（黒ごまバナナ）
… p103

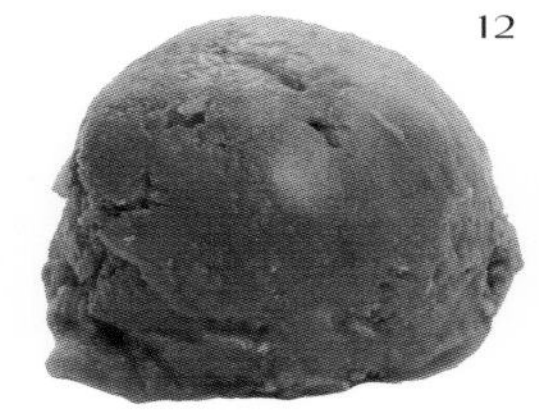

12
バナナアイス（コーヒーバナナ）
… p104

丸パン *Maru-pan*

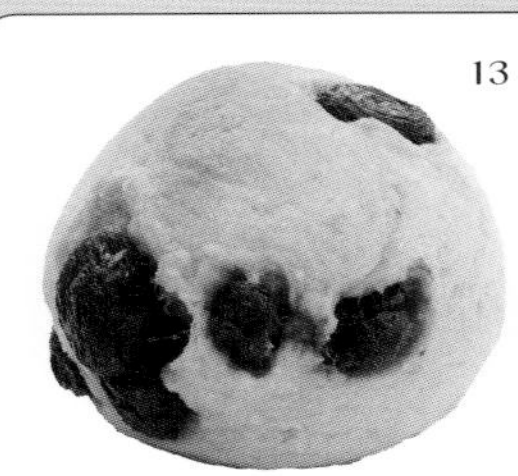

13
おからのレーズンパン
… p48

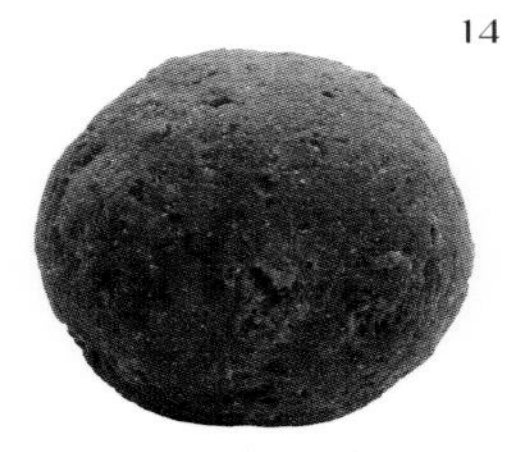

14
ココアチョコパン
… p48

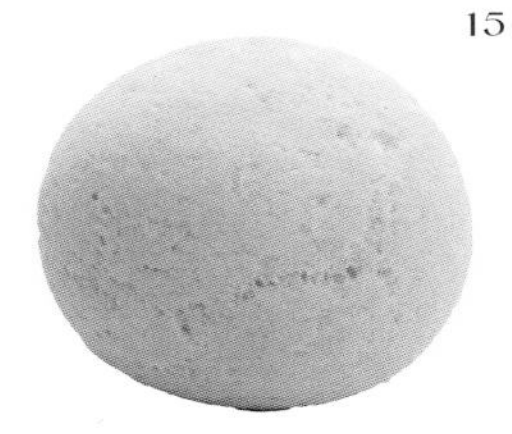

15
おからのシンプル丸パン
… p46

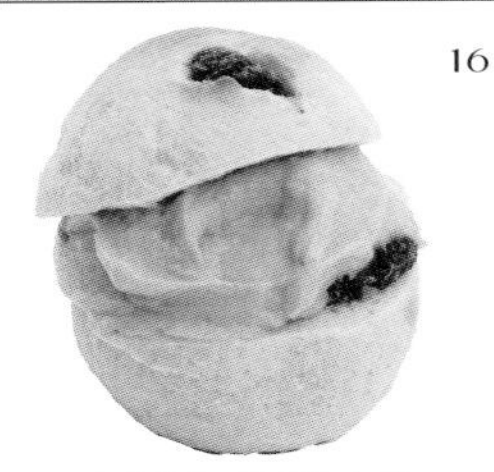

16
おから丸パンアレンジ
（クリームサンド）… p49

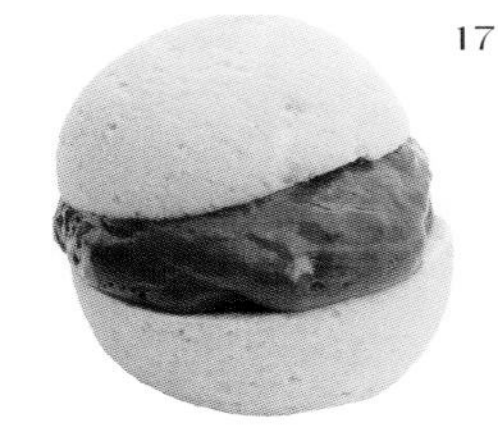

17
おから丸パンアレンジ
（クリームサンド）… p49

クリームのレシピは
お豆腐チョコクリーム … p90
お豆腐きなこクリーム … p91

まず試してほしい
人気の5レシピ

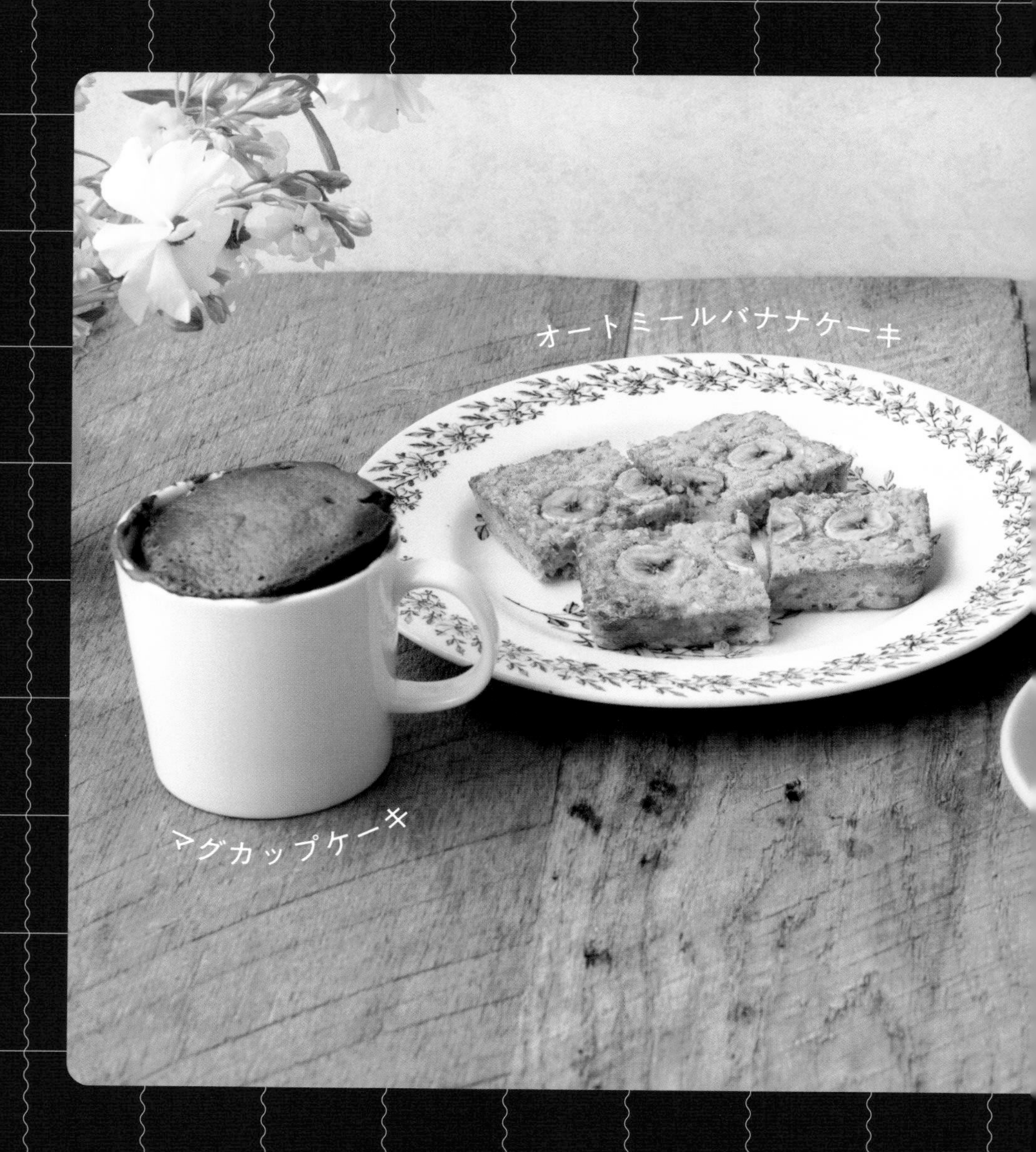

しやすいココア、和菓子派におすすめのイチゴ大福をご紹介します。

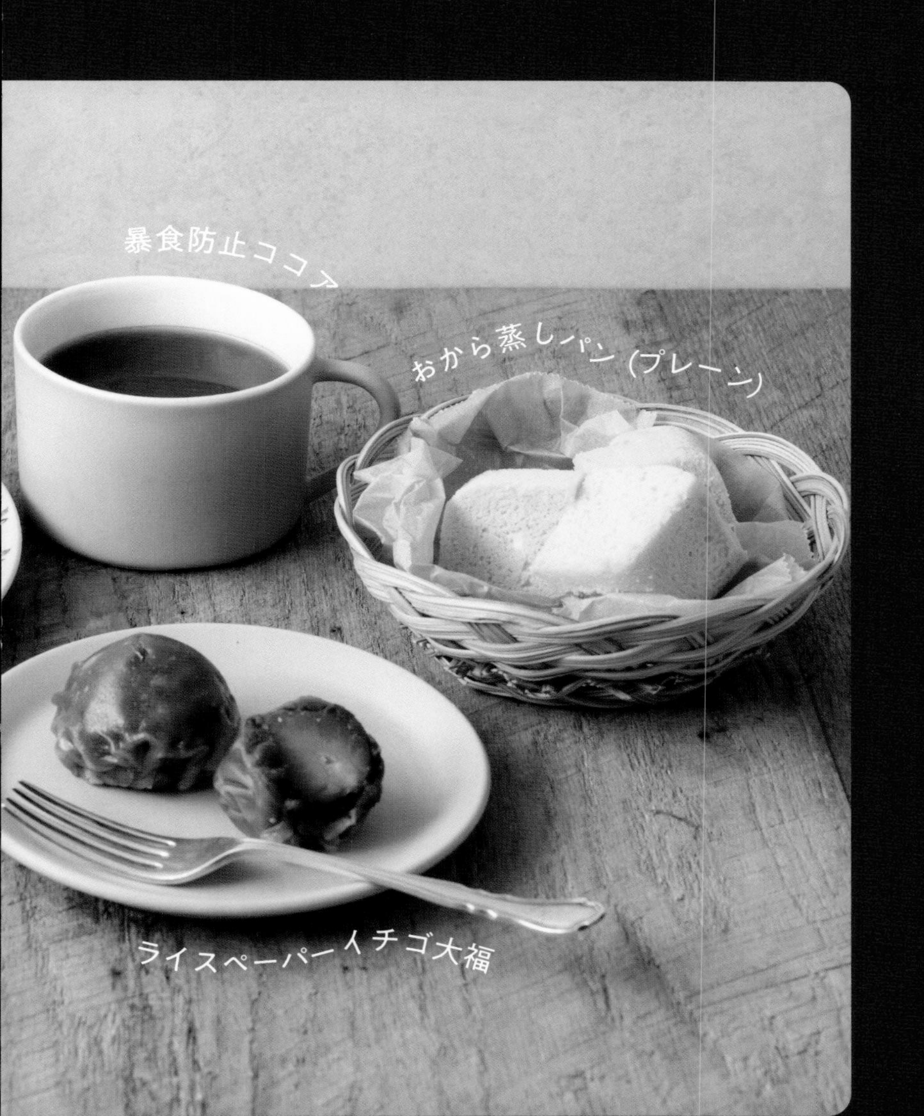

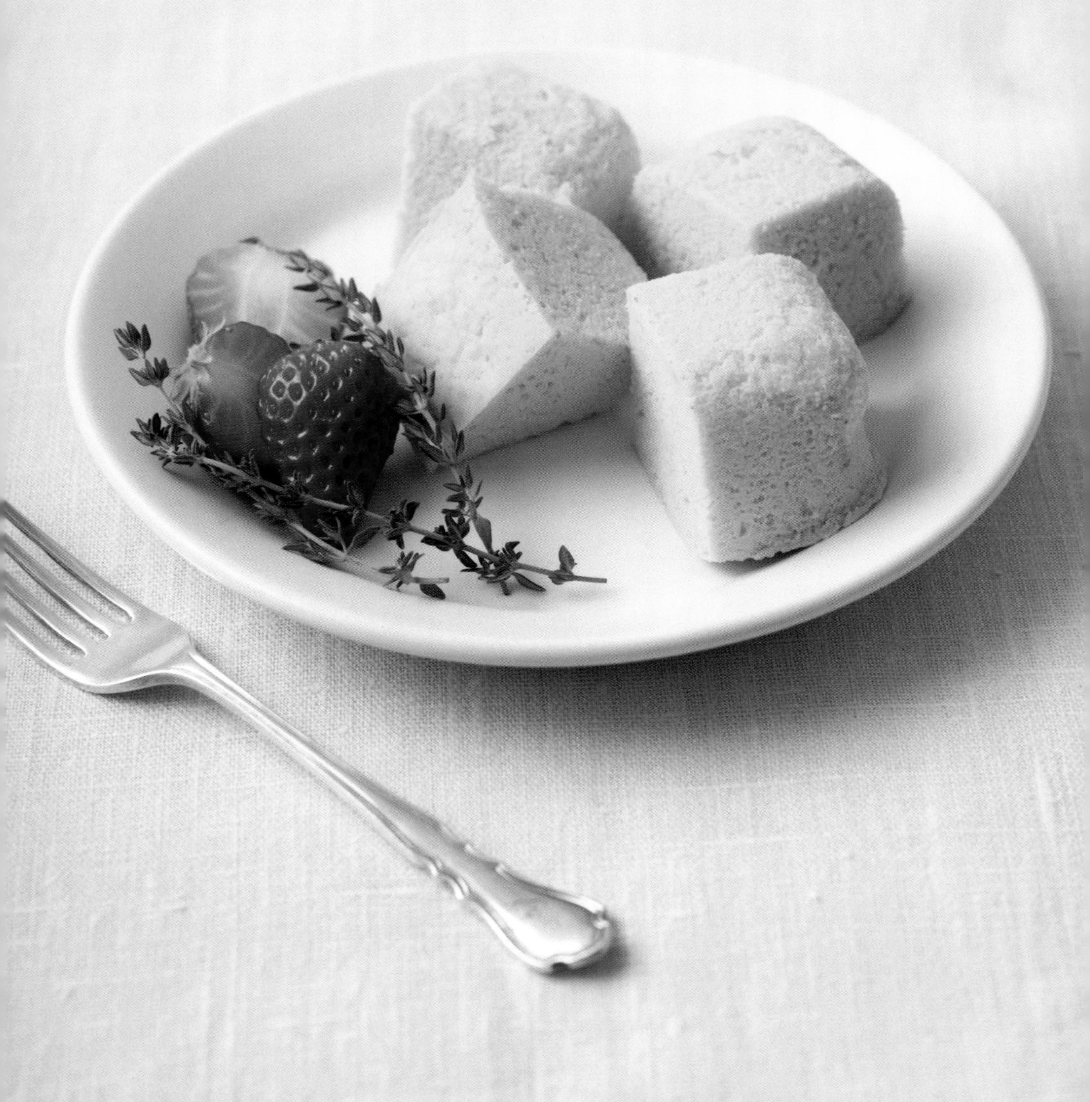

no.1

おから蒸しパン（プレーン）

・ カロリー…131kcal ｜ 糖質…1.5g ・

やせスイーツを作るきっかけとなった基本レシピ。焼きたてで温かいうちはフワフワ、冷蔵庫で冷やすとしっとり食感。１日で半分～全量を毎日食べていました。

電子レンジで作れる！ 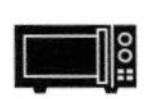

〔 材料(10cm角の型1個分) 〕

おからパウダー…20g

卵…1個

顆粒自然甘味料…20g

水…70ml

ベーキングパウダー…3g

〔 作り方 〕

Step.1

すべての材料をよく混ぜる。

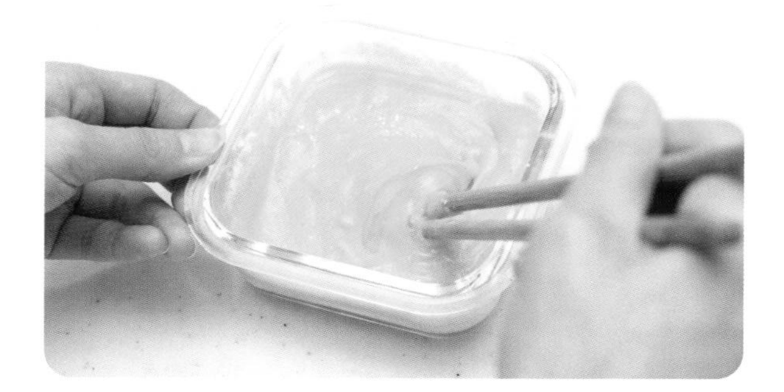

Step.2

電子レンジ600Wで2分半加熱したら完成。

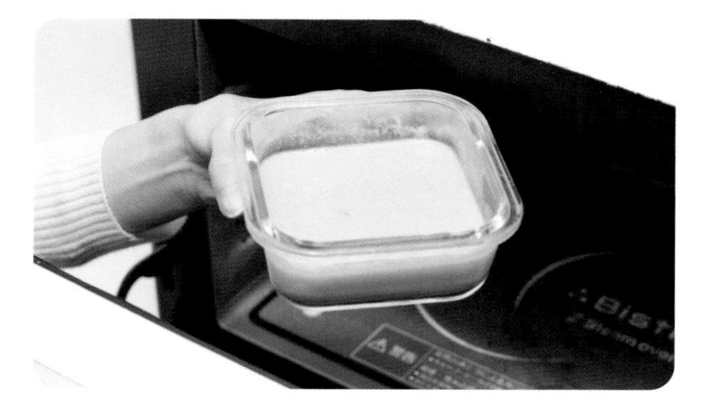

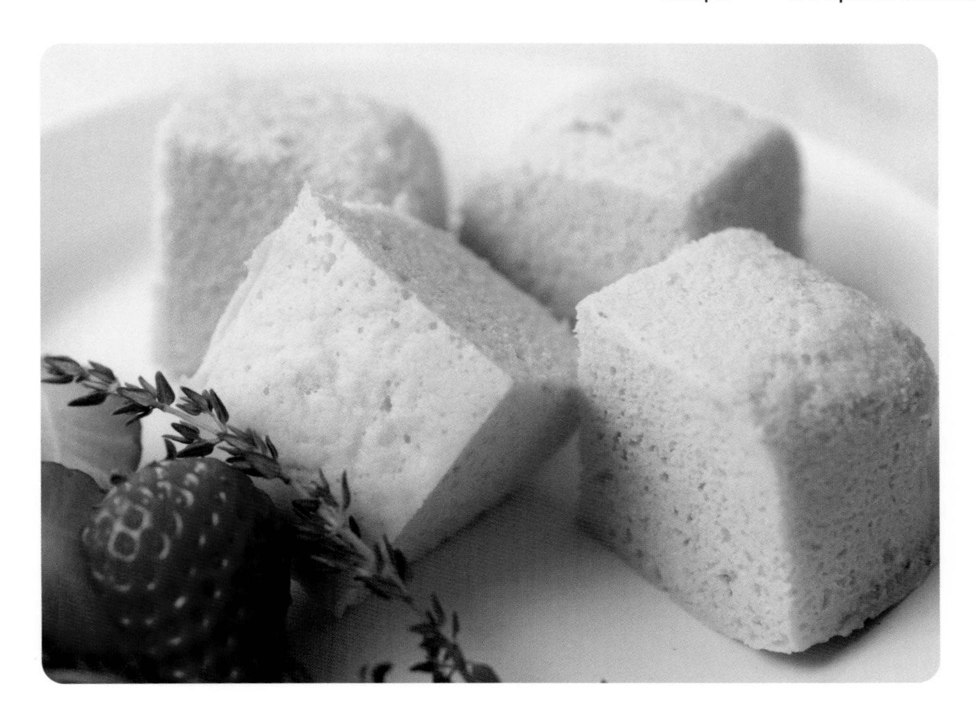

- MAO'S COMMENT ! -

おからパウダーは粒子が細かいパウダーを使うのがおすすめ！ 荒いタイプのものだと、きれいに膨らまないことがあります。

インスタグラムでは「初めてダイエットメニューがおいしいと感じた」という声も！ 思った以上にしっとりフカフカなんです。

レシピの全量食べるとかなりお腹いっぱいに。晩ごはんは炭水化物を抜くことが多いので、おから蒸しパン半分で置き換えたりしています。

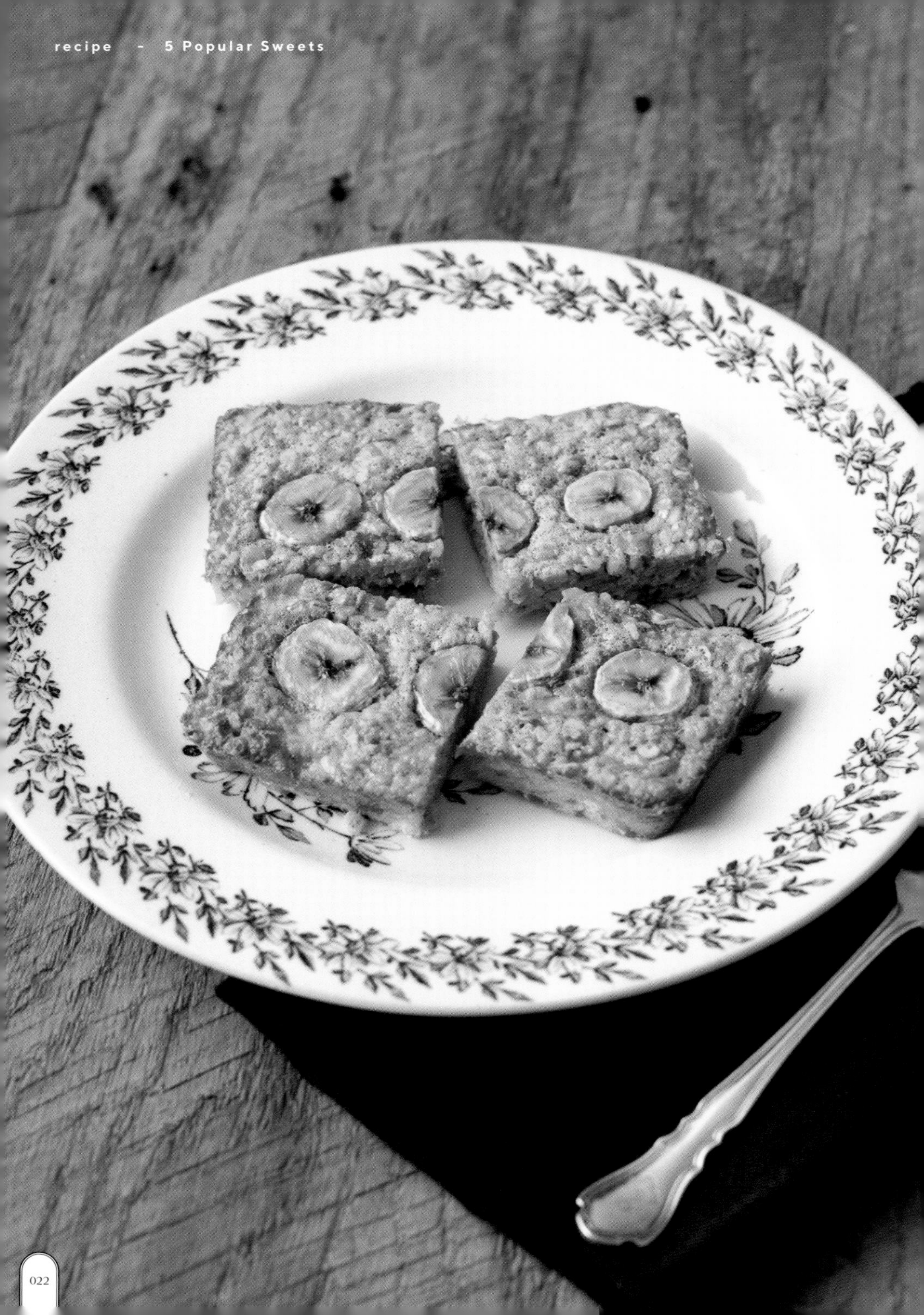

no.2

オートミールバナナケーキ

・カロリー…255kcal ｜ 糖質…37.1g・

ついつい暴食しがちなときは、腹持ちがいいオートミールのスイーツがおすすめ。インスタグラムでは紅茶の茶葉を入れたアレンジも人気が高いです。

オーブンで作れる！ 

〔 材料（12cm角の型1個分）〕

オートミール…25g

卵…1個

バナナ…1本(約100g)

顆粒自然甘味料…10g

ベーキングパウダー…2g

〔 作り方 〕

Step.1

トッピング用にバナナを少しとっておき、残りを潰しながら、その他の材料を加えてよく混ぜる。

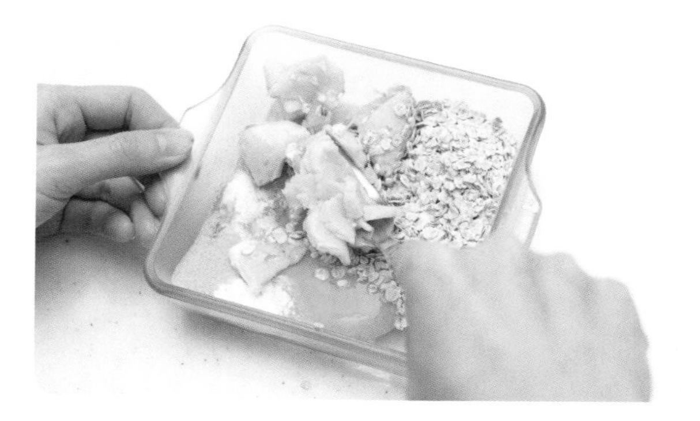

Step.2

バナナをトッピングして、180℃に予熱したオーブンで15分焼いたら完成。

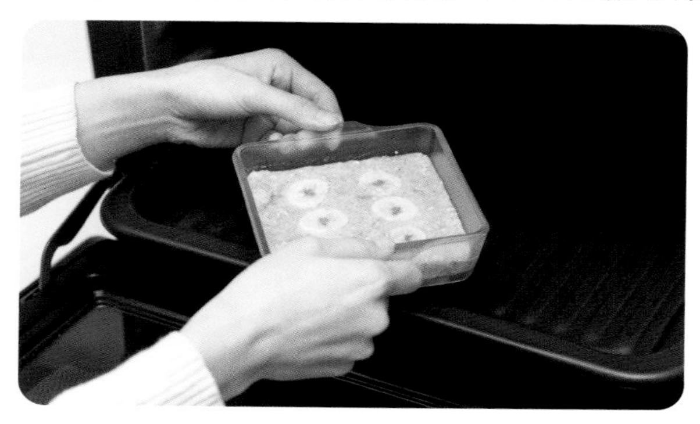

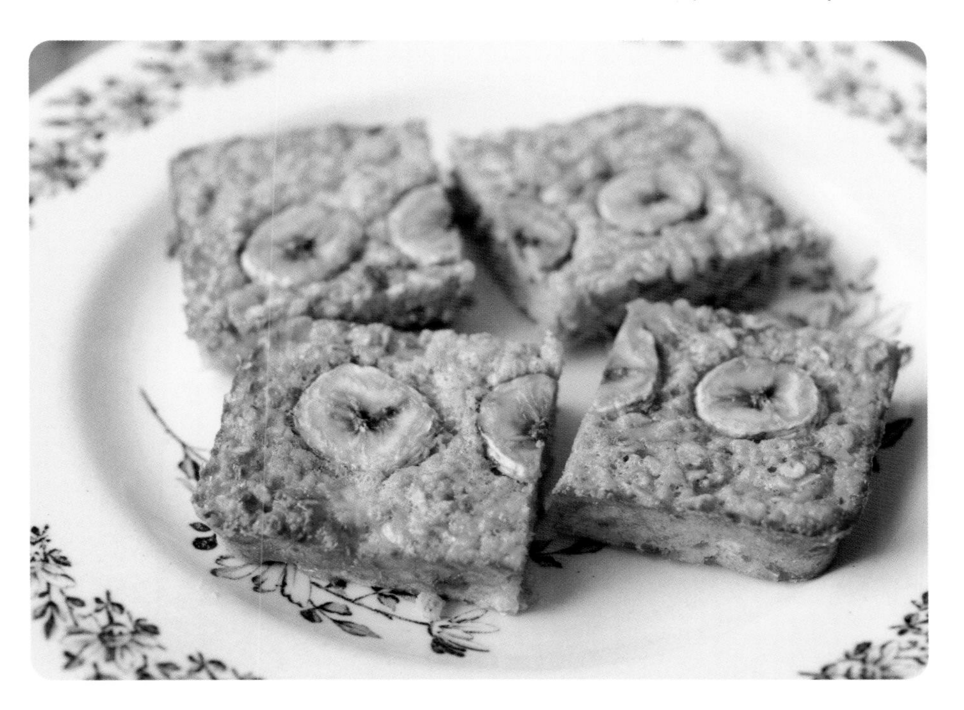

- MAO'S COMMENT ! -

ステップ１で材料を混ぜるときにフォークなどでバナナを潰しながら混ぜるのがポイントです。

ダイエット中に食べると甘いもの欲もほどよく満たされ、満足感の高いレシピです。私は朝ごはんの代わりにしたりしていました。

焼きたてがふわとろで本当においしい！バナナの甘さと、オートミールのザクザク感を楽しめて、腹持ちもいい人気のレシピです。

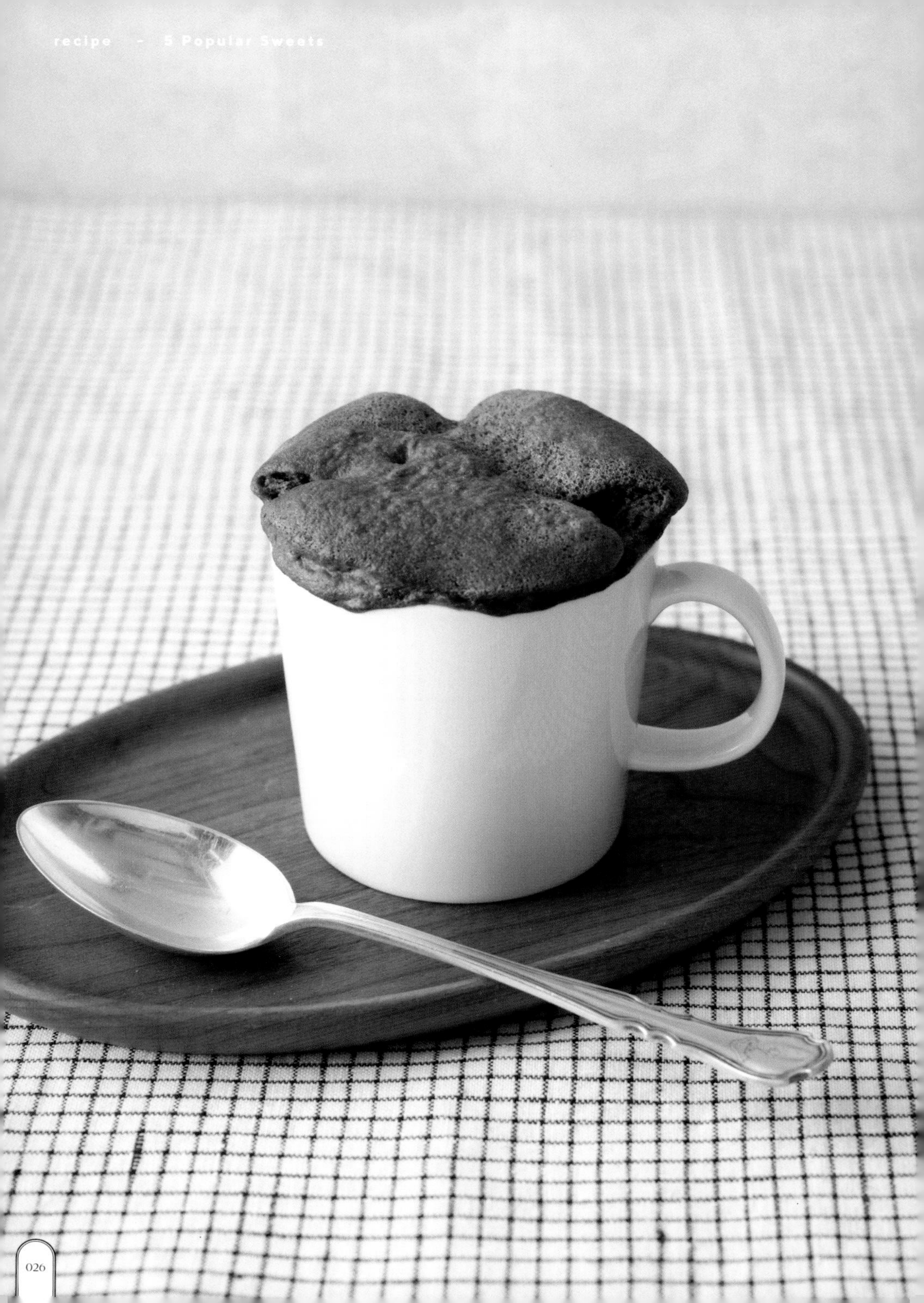

no.3

マグカップケーキ

・ カロリー…161kcal ｜ 糖質…3.0g ・

実はおから蒸しパンの人気アレンジのひとつ。おから蒸しパンの材料をそのままマグカップに入れて作れば簡単で、忙しい朝ごはんタイムにもぴったり。

電子レンジで作れる！ 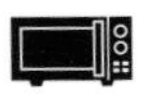

〔 材料(マグカップ1杯分)〕

おからパウダー…20g

卵…1個

無糖ココア…8g

顆粒自然甘味料…20g

水…70ml

〔 作り方 〕

Step.1

すべての材料をよく混ぜる。

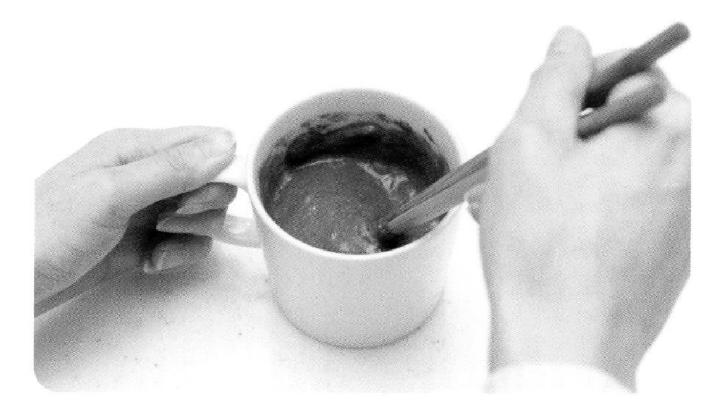

Step.2

電子レンジ600Wで2分半加熱したら完成。

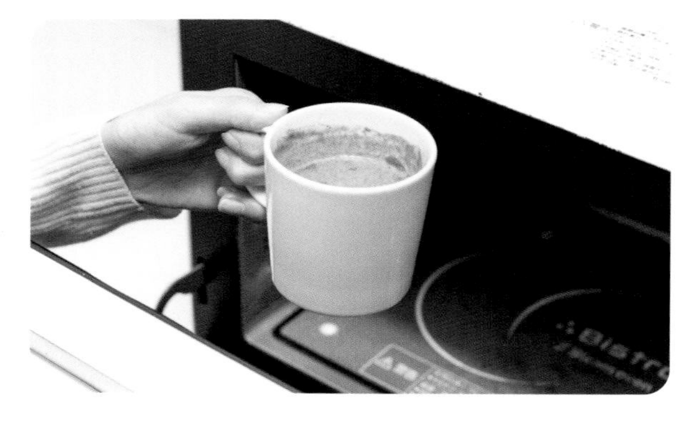

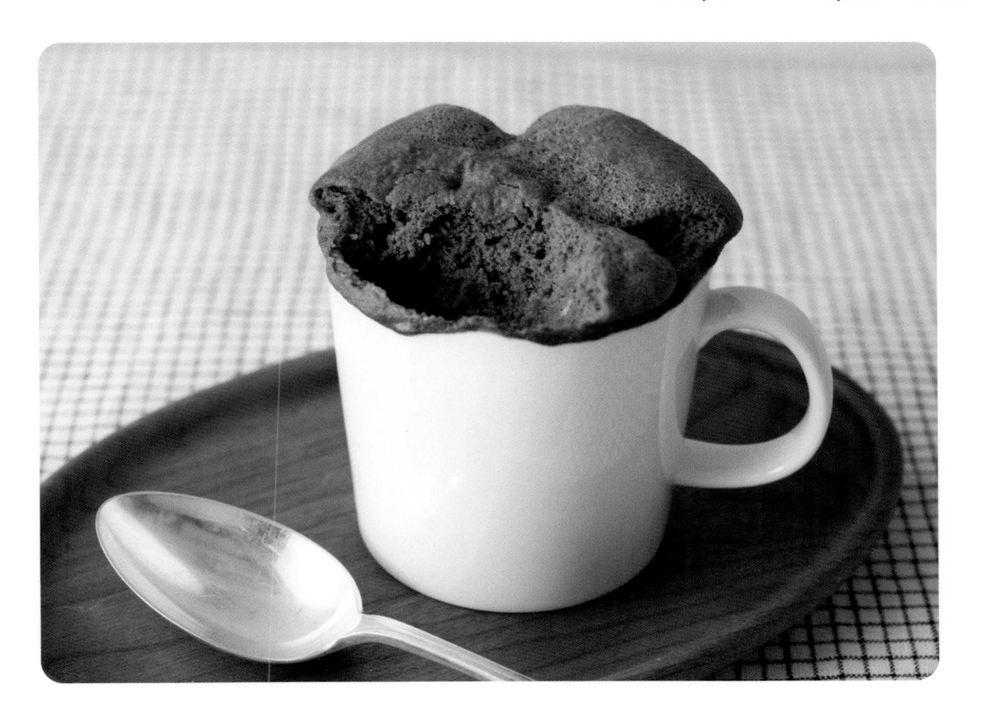

- MAO'S COMMENT ! -

デジタルスケールの上にマグカップを置いて、材料を量りながら混ぜ、そのまま加熱するので楽！

おから蒸しパンの形状アレンジなので、ココア以外でもOK！ 抹茶、コーヒー、プレーンなどお好きな味で試してみてください。

カロリーや糖質は増えてしまいますが、顆粒自然甘味料がない場合は、通常のお砂糖やはちみつで甘味をつけてももちろんおいしいです。

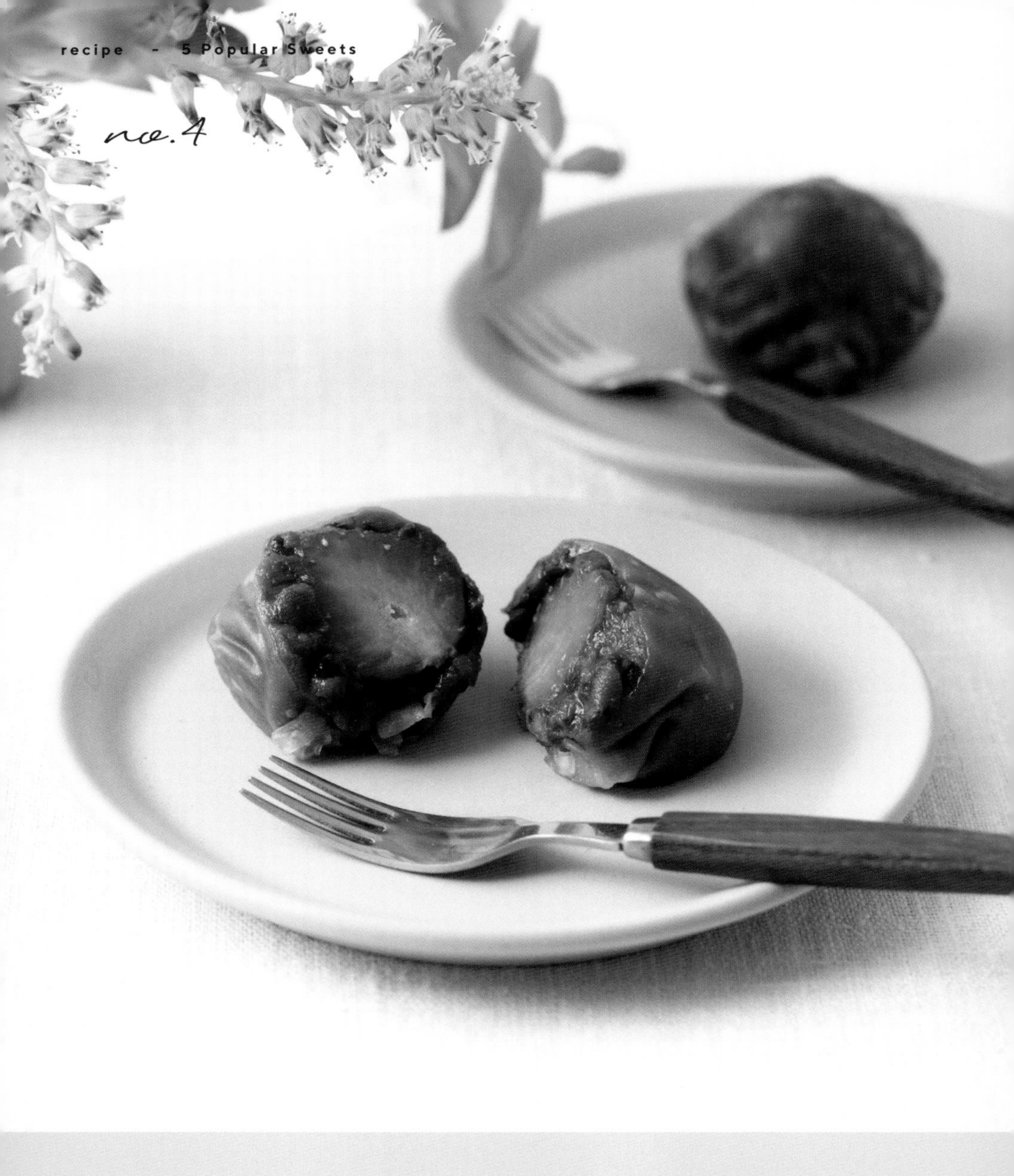

ライスペーパー イチゴ大福

・ カロリー…90kcal ｜ 糖質…9.4g ・

たまには和風のやせスイーツはいかが？ ライスペーパーで包むだけの、簡単大福風レシピです。

〔 材料(1個分) 〕

ライスペーパー…1枚

お好みのあんこ…お好みの量

イチゴ…1個

〔 作り方 〕

Step.1

ライスペーパーを水、またはぬるま湯で戻す。

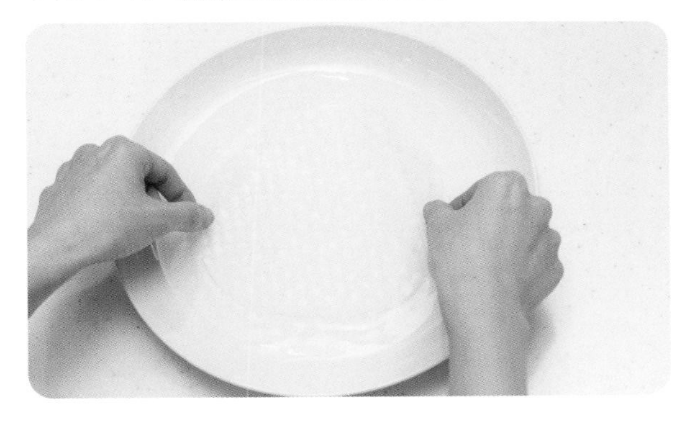

Step.2

①の上にあんこを薄く広げ、イチゴをのせて包んだら完成。

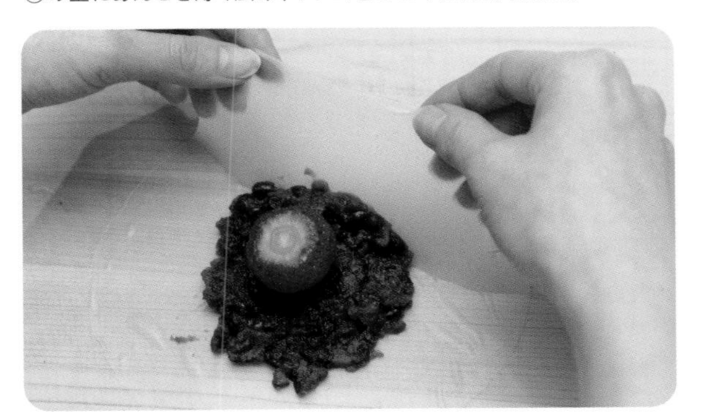

- POINT -

低糖質タイプのあんこを使用するとよりヘルシーになりおすすめ!

no.5

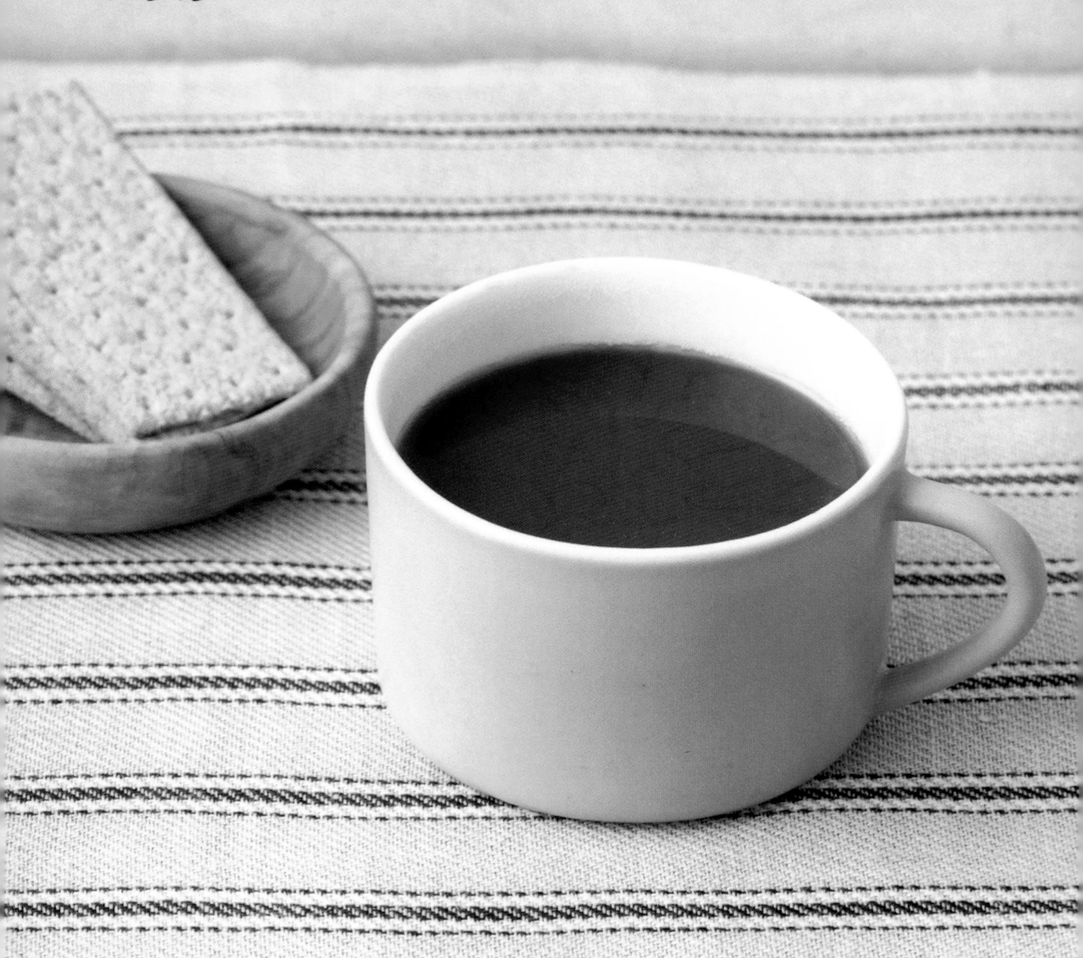

暴食防止
ココア

・ カロリー…38kcal ｜ 糖質…6.4g ・

ダイエット中に毎日飲みたい無糖ココア。腹持ちも良く、不思議とドカ食い防止になります。

〔 材料(マグカップ1杯分) 〕

無糖ココア…小さじ2

はちみつ(顆粒自然甘味料でも可) …小さじ1〜お好みで調整

お湯…溶かす用に少々+100ml

〔 作り方 〕

Step.1

無糖ココア、はちみつを少量のお湯で溶く。

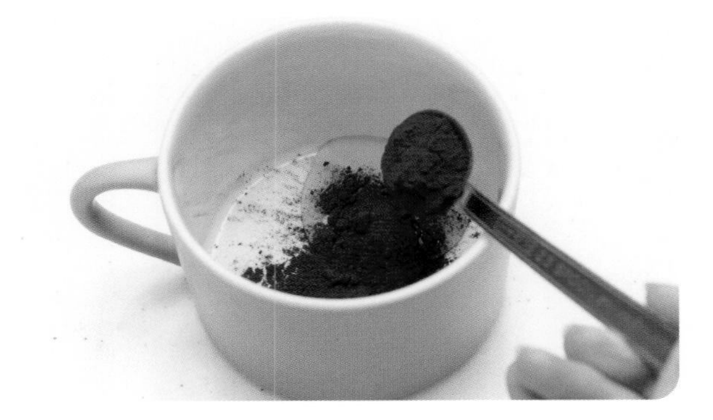

Step.2

お湯100mlを足してよく混ぜたら完成。

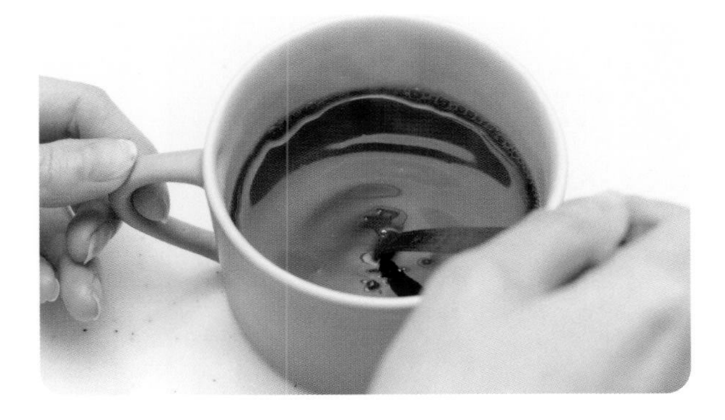

- POINT -

ココアは必ずお砂糖の入っていない無糖ココアを使用してください。

おからのレシピ

Okara

「おから蒸しパン」をはじめとする、おからパウダーを使ったレシピをご紹介します。小麦粉ではなくおからを使うだけで、腹持ちがいいスイーツが完成。なるべく粒が細かいものを選ぶのが、きれいに仕上げるポイントです。

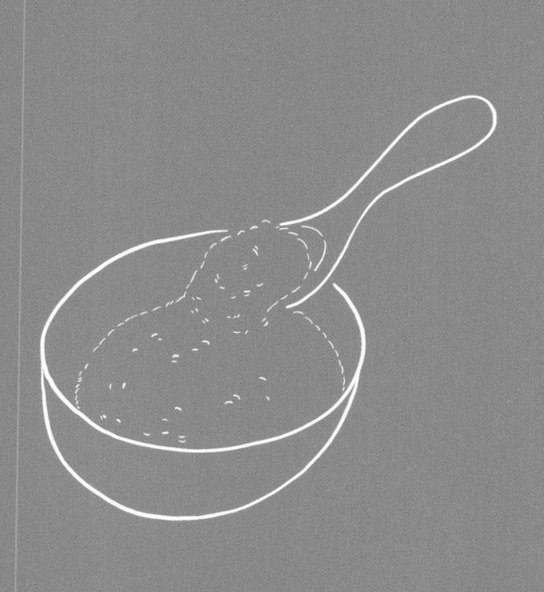

いちばん人気の
おから蒸しパン

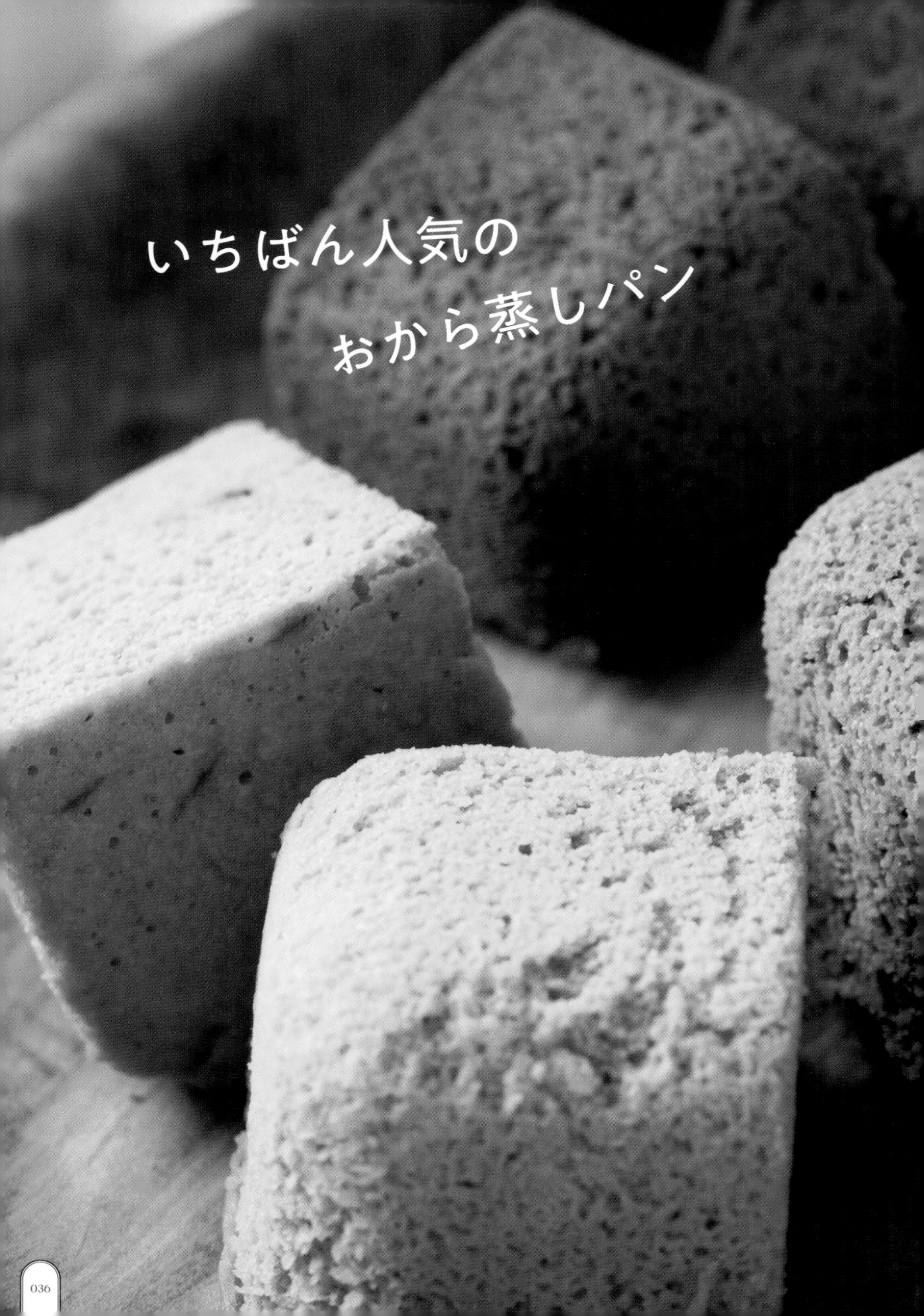

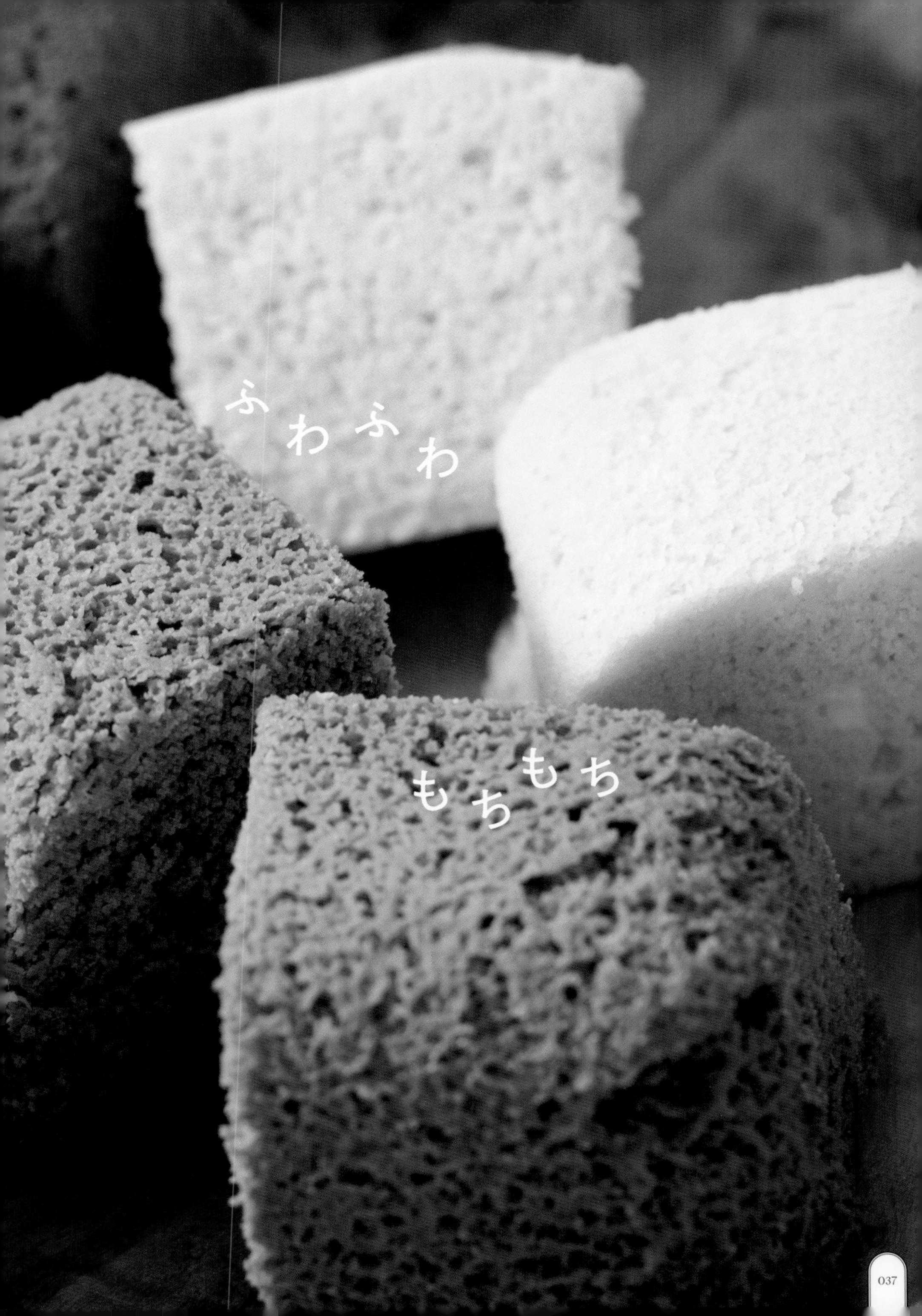
ふわふわ
もちもち

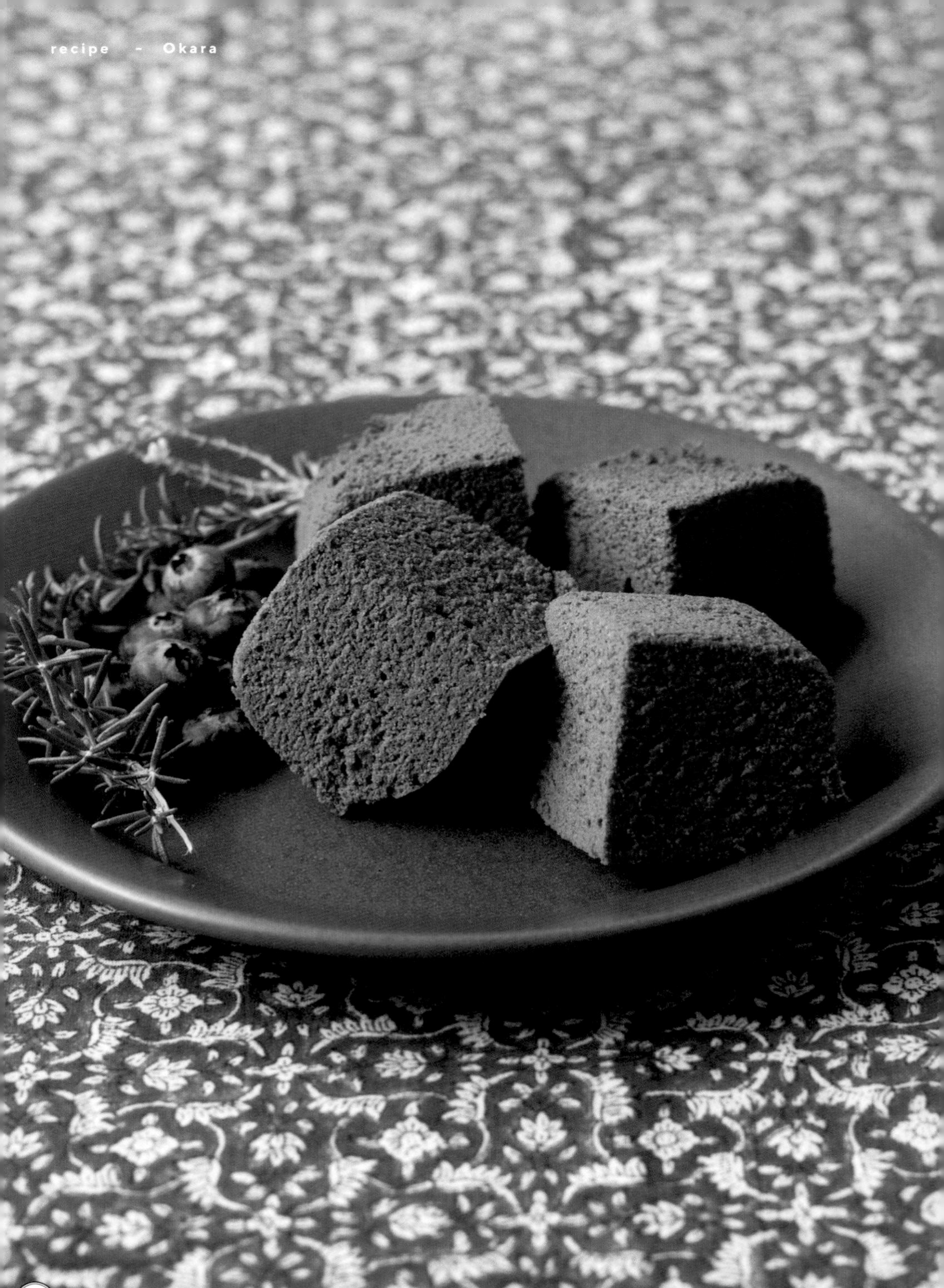

おから蒸しパン（ココア）

・ カロリー…161kcal ｜ 糖質…3.0g ・

やせスイーツの基本「おから蒸しパン」のアレンジレシピ。無糖ココアを足すだけでスイーツ感がアップする、お子さまにも人気のレシピです。

〔 作り方 〕

Step.1

すべての材料をよく混ぜる。

Step.2

容器に移し、電子レンジ600Wで2分半加熱したら完成。

電子レンジで作れる！ 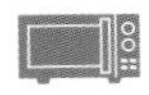

〔 材料（10cm角の型1個分）〕

おからパウダー…20g
卵…1個
無糖ココア…8g
顆粒自然甘味料…20g
水…70ml
ベーキングパウダー…3g

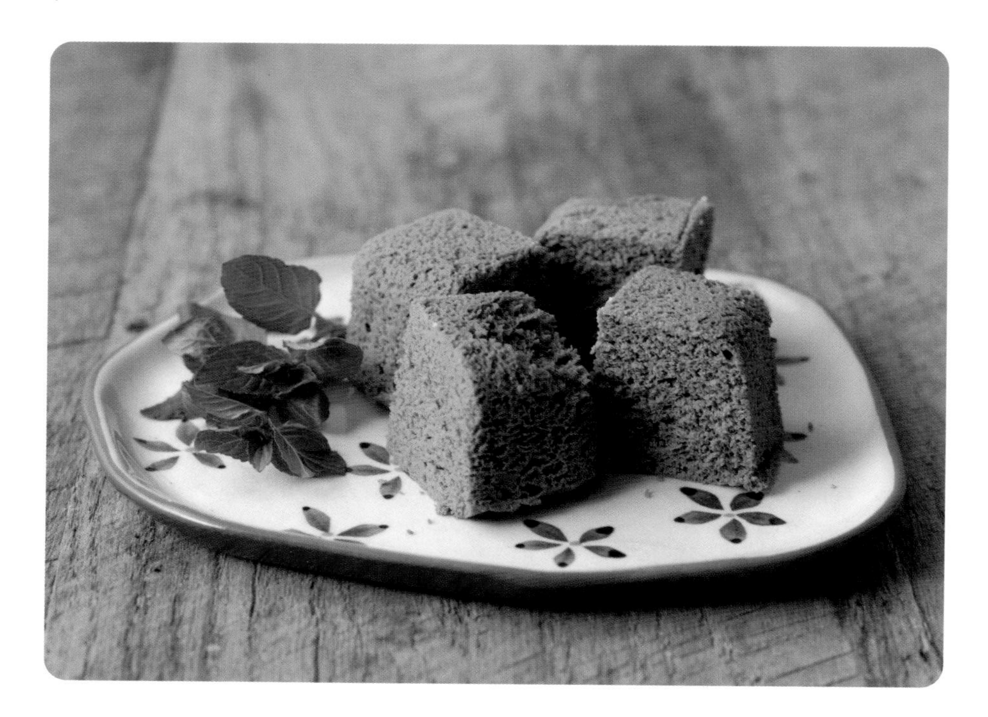

おから蒸しパン（抹茶）

・ カロリー…145kcal ｜ 糖質…1.5g ・

〔 作り方 〕

Step.1

すべての材料をよく混ぜる。

Step.2

容器に移し、電子レンジ600Wで２分半加熱したら完成。

電子レンジで作れる！ 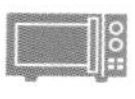

〔 材料（10cm角の型1個分）〕

おからパウダー…20g

卵…1個

顆粒自然甘味料…20g

抹茶パウダー…6g

水…70ml

ベーキングパウダー…3g

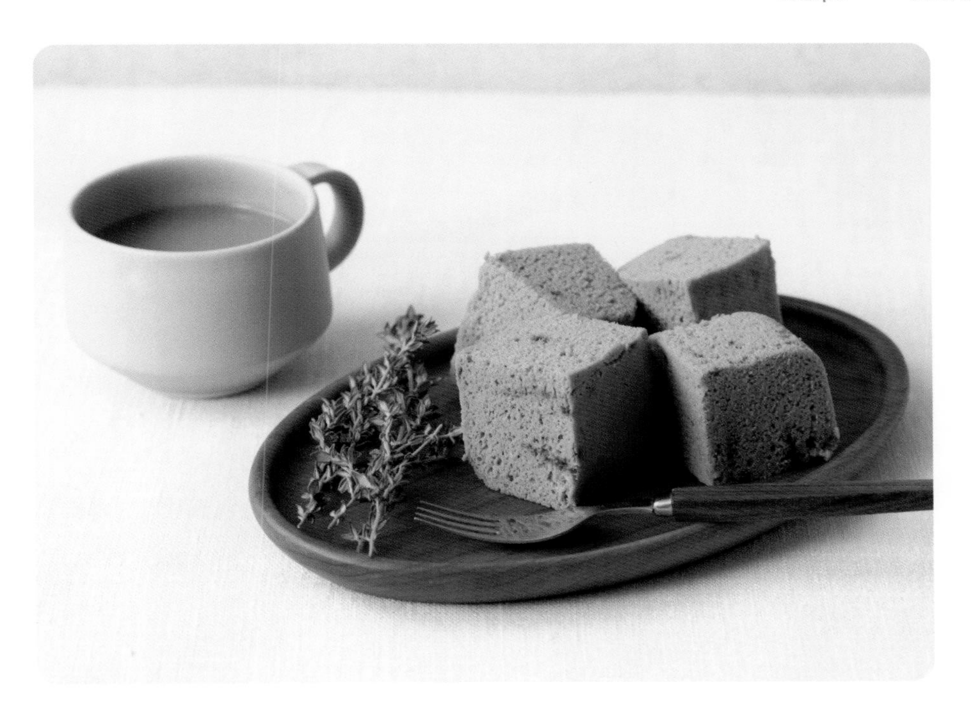

おから蒸しパン（コーヒー）

・カロリー…123kcal ｜ 糖質…2.6g・

〔 作り方 〕

Step.1

すべての材料をよく混ぜる。

Step.2

容器に移し、電子レンジ600Wで２分半加熱したら完成。

電子レンジで作れる！ 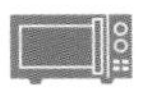

〔 材料（10cm角の型1個分）〕

おからパウダー…15g
卵…1個
顆粒自然甘味料…25g
インスタントコーヒー…2g
水…50ml
ベーキングパウダー…3g

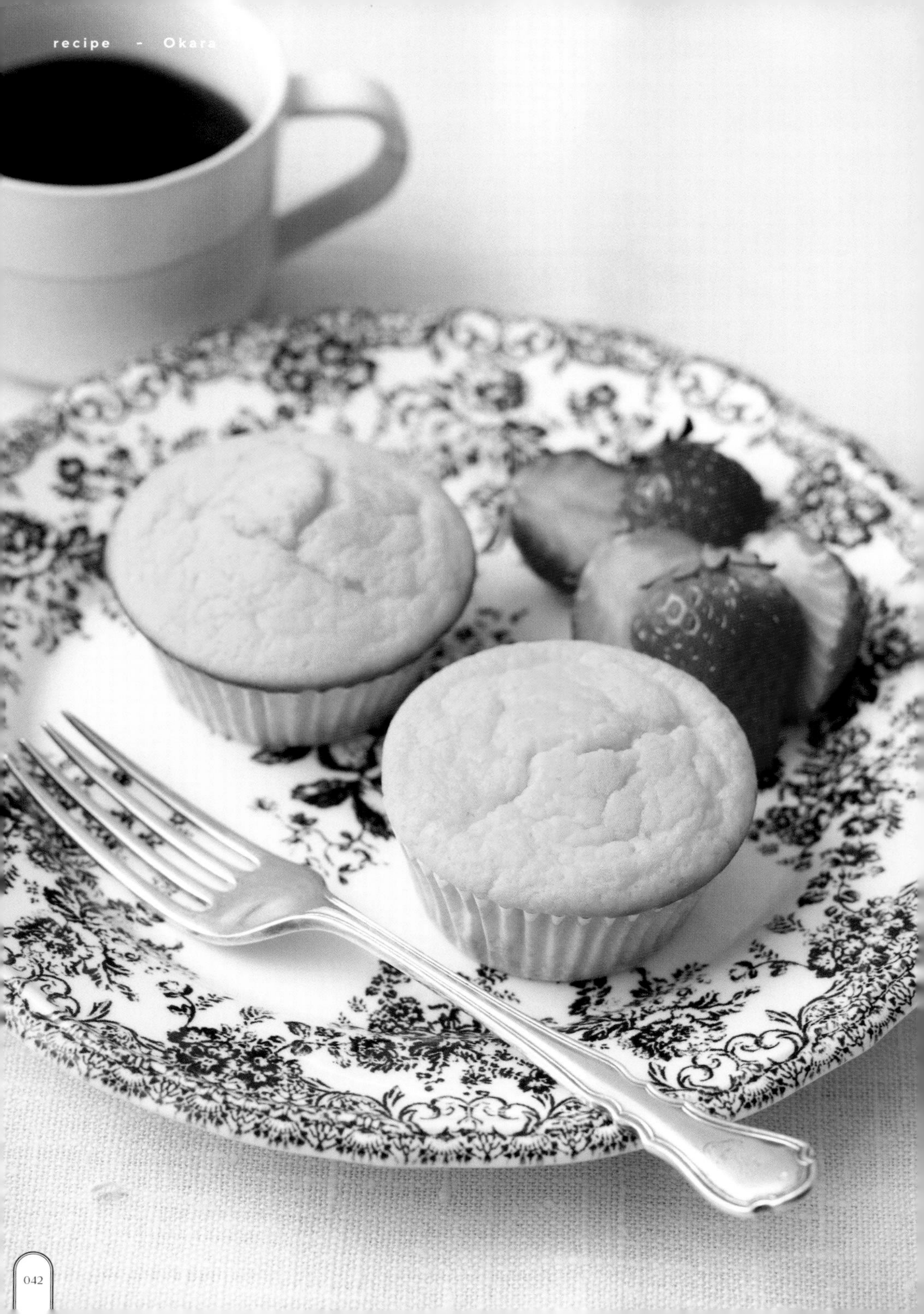

プレーンマフィン

・ カロリー…159kcal ｜ 糖質…3.6g ・

基本の作り方を覚えれば、好みの味を足して楽しくアレンジができるおからマフィン。見た目もかわいいので、焼くたびに気分が上がります。

オーブンで作れる！

〔 材料（直径5cmのマフィン型3個分）〕

おからパウダー…20g
卵…1個
無糖ヨーグルト…30g
牛乳…30ml
顆粒自然甘味料…20g
ベーキングパウダー…2g

〔 作り方 〕

Step.1

すべての材料をよく混ぜる。

Step.2

マフィン型に移し、180℃に予熱したオーブンで15分焼いたら完成。

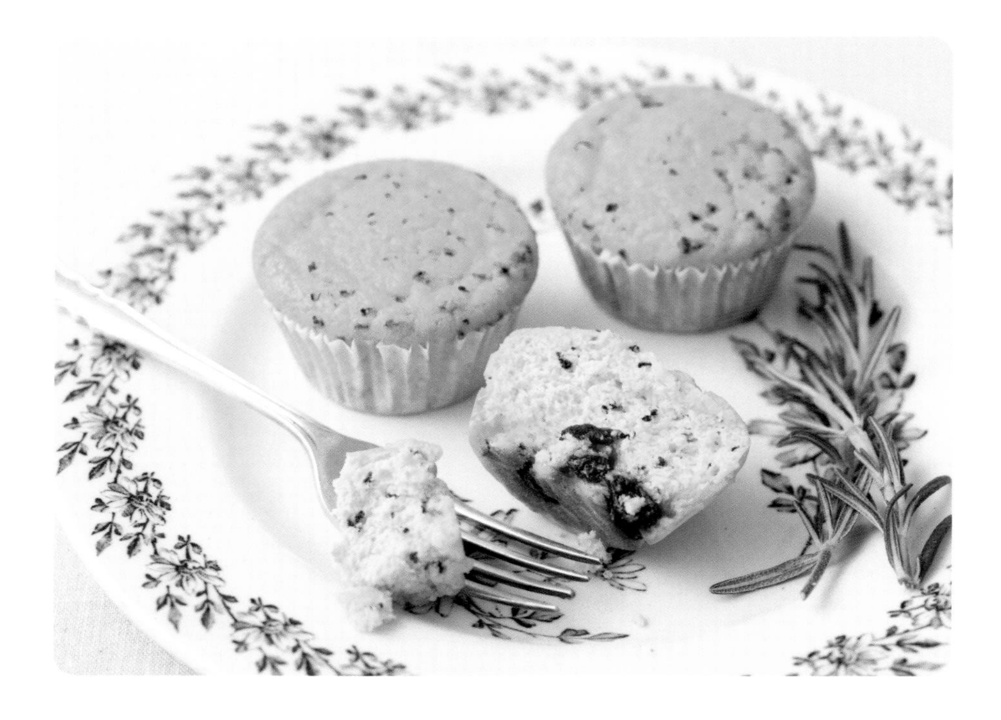

アールグレイマフィン

・カロリー…221kcal ｜ 糖質…11.9g・

〔作り方〕

Step.1

すべての材料をよく混ぜる。

Step.2

マフィン型に移し、180℃に予熱したオーブンで15分焼いたら完成。

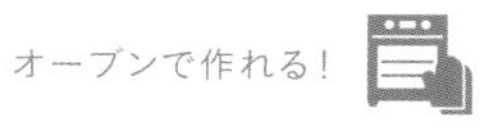

〔材料（直径5cmのマフィン型3個分）〕

おからパウダー…20g
卵…1個
アーモンドパウダー…5g
顆粒自然甘味料…20g
豆乳…50ml
レモン汁…10ml
レーズン…10g
アールグレイ茶葉…2g
ベーキングパウダー…2g

ココアマフィン

・ カロリー…180kcal ｜ 糖質…6.4g ・

オーブンで作れる！ 

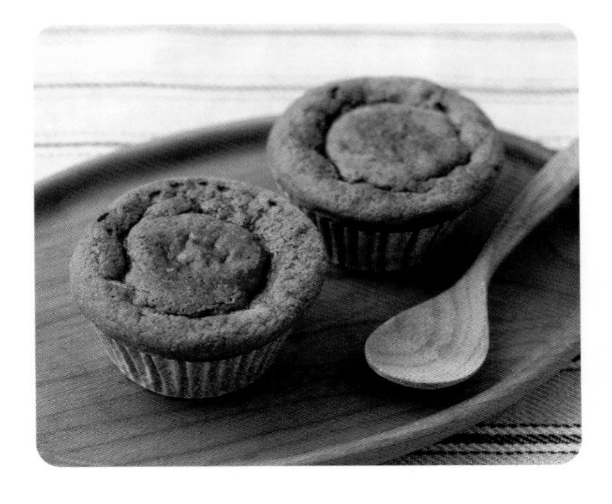

〔 材料（直径5cmのマフィン型3個分）〕

おからパウダー…10g
卵…1個
無糖ココア…8g
顆粒自然甘味料…20g
無糖ヨーグルト…50g
牛乳…30ml
ベーキングパウダー…2g

〔 作り方 〕

Step.1

すべての材料をよく混ぜる。

Step.2

マフィン型に移し、180℃に予熱したオーブンで15分焼いたら完成。

シュトレン風マフィン

・ カロリー…272kcal ｜ 糖質…18.4g ・

オーブンで作れる！ 

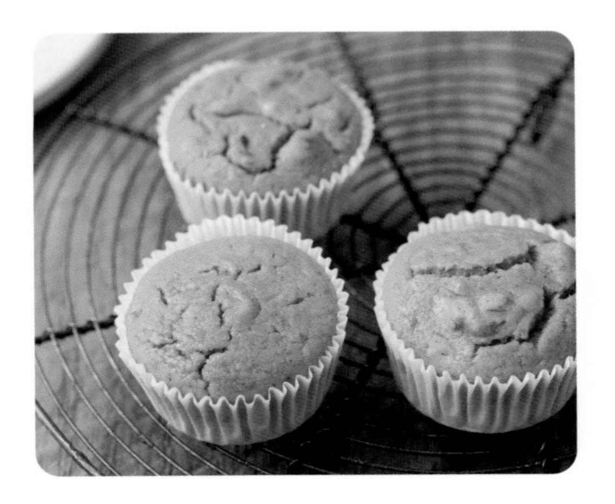

〔 材料（直径5cmのマフィン型3個分）〕

おからパウダー…20g
卵…1個
シナモン…小さじ1～お好みで調整
顆粒自然甘味料…15g
ドライフルーツ…20g
刻みナッツ…10g
水…50ml
ベーキングパウダー…2g

〔 作り方 〕

Step.1

すべての材料をよく混ぜる。

Step.2

マフィン型に移し、180℃に予熱したオーブンで15分焼いたら完成。

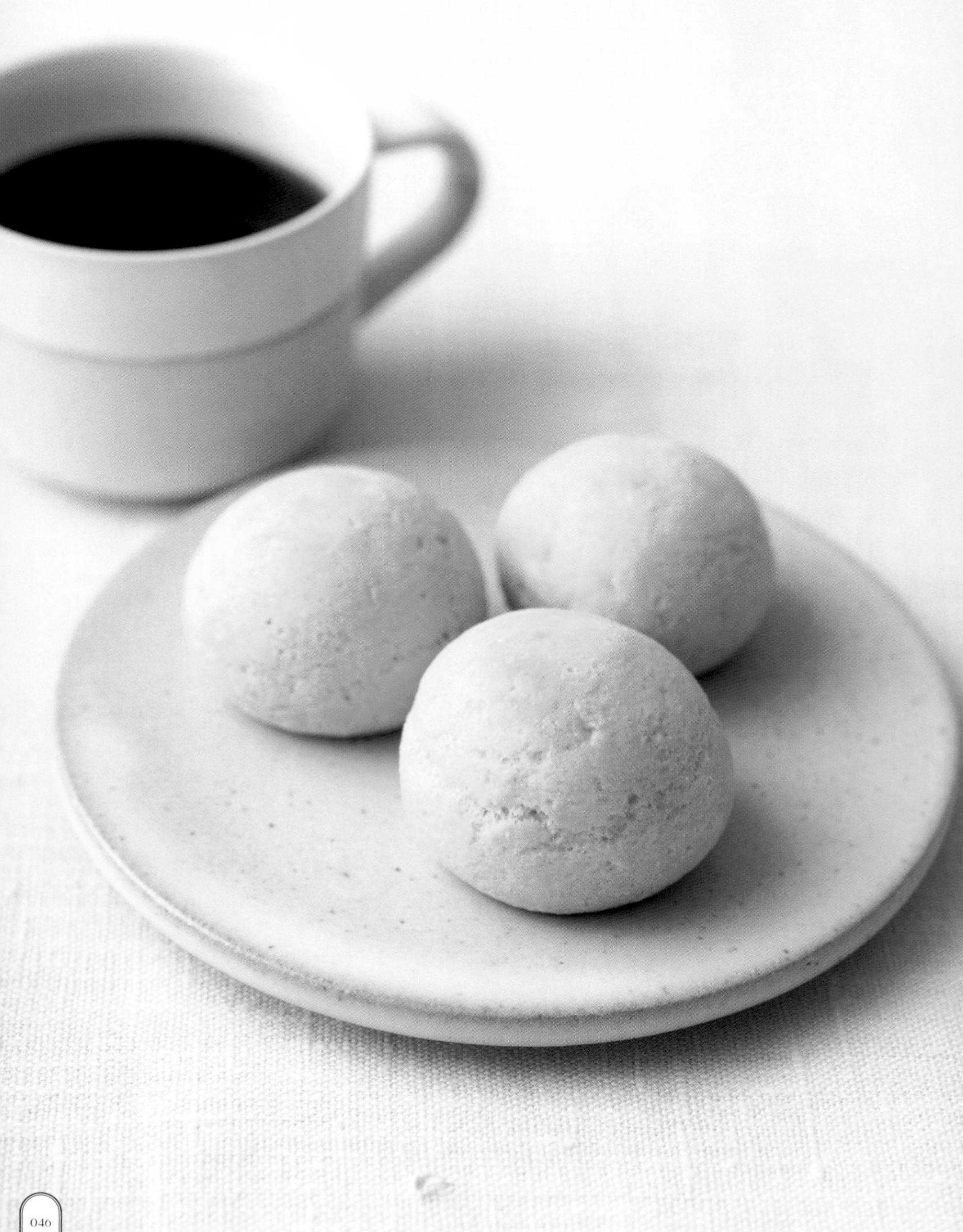

おからのシンプル丸パン

・カロリー…203kcal | 糖質…5.2g・

シンプルなレシピなのに、市販のパンよりも腹持ちがいいおからパウダーのパン。アレンジもしやすいので、定番として覚えておくと便利です。

〔作り方〕

Step.1

すべての材料をよく混ぜる。

Step.2

3～4等分して丸め、180℃に予熱したオーブンで13分焼いて完成。

- POINT -

冷めたら電子レンジで軽く温めるとふんわりした食感が戻ります。

オーブンで作れる！ 

〔材料（3～4個分）〕

おからパウダー…30g
卵…1個
顆粒自然甘味料…10g
牛乳…70ml
ベーキングパウダー…3g
サイリウム…4g

p11多出の材料「サイリウム」について参照

ココアチョコパン

・カロリー…291kcal | 糖質…11.9g・

〔材料（3〜4個分）〕

おからパウダー…30g
無糖ココア…8g
卵…1個
サイリウム（p11参照）…5g
無糖ヨーグルト…20g
顆粒自然甘味料…10g
牛乳…60ml
ベーキングパウダー…2g
★お好みのチョコ

〔作り方〕

Step.1

★以外のすべての材料をよく混ぜ、まとまったら3〜4等分にし、★のチョコを包んで丸める。

Step.2

180℃に予熱したオーブンで13分焼いて完成。

おからのレーズンパン

・カロリー…252kcal | 糖質…16.6g・

〔材料（3〜4個分）〕

おからパウダー…30g
卵…1個
サイリウム（p11参照）…4g
顆粒自然甘味料…10g
牛乳…70ml
ベーキングパウダー…3g
レーズン…15g

〔作り方〕

Step.1

すべての材料をよく混ぜる。

Step.2

3〜4等分にして丸め、180℃に予熱したオーブンで13分焼いて完成。

オーブンで作れる！

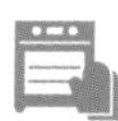

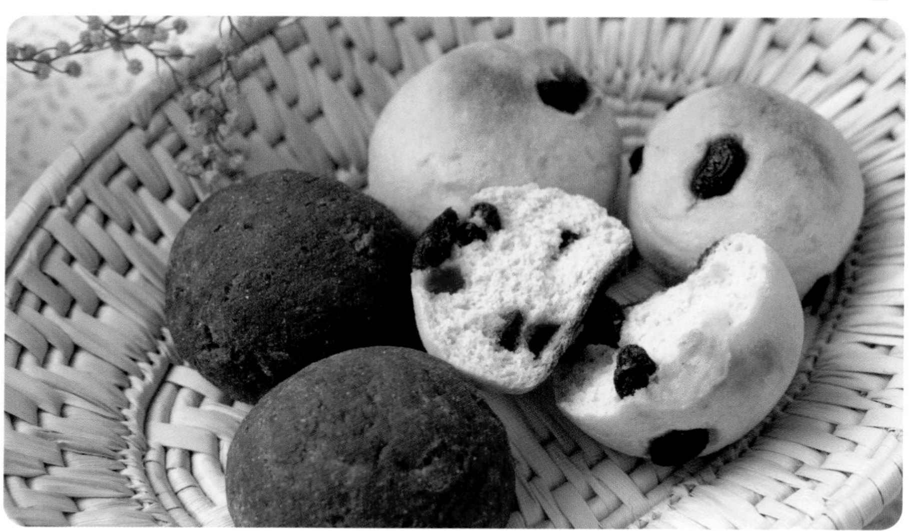

おから丸パンアレンジ（クリームサンド）

おからのシンプル丸パン＋お豆腐チョコクリーム

・カロリー…354kcal ｜ 糖質…9.2g・

おからのレーズンパン＋お豆腐きなこクリーム

・カロリー…432kcal ｜ 糖質…20.4g・

※レシピの分量の場合

〔材料（お好みの個数で）〕

お好みのおから丸パン

お好みのお豆腐クリーム

〔作り方〕

Step.1

おからのシンプル丸パンとおからのレーズンパン（お好みで変えてOK）を半分にカットする。

Step.2

お豆腐クリームをお好みの量で挟み込む。

＼丸パンに挟んでいるクリームは／

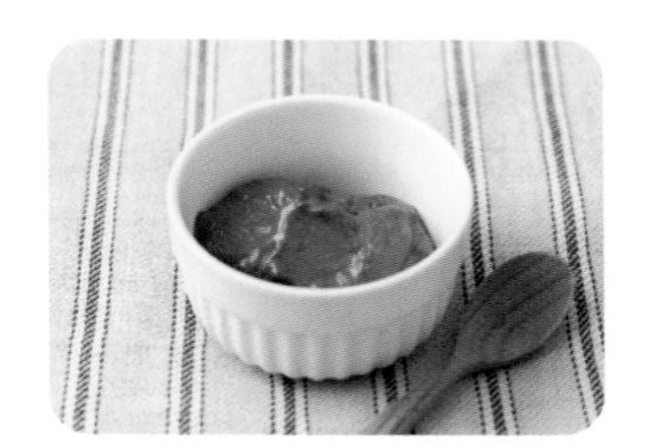

お豆腐チョコクリーム …p90へ

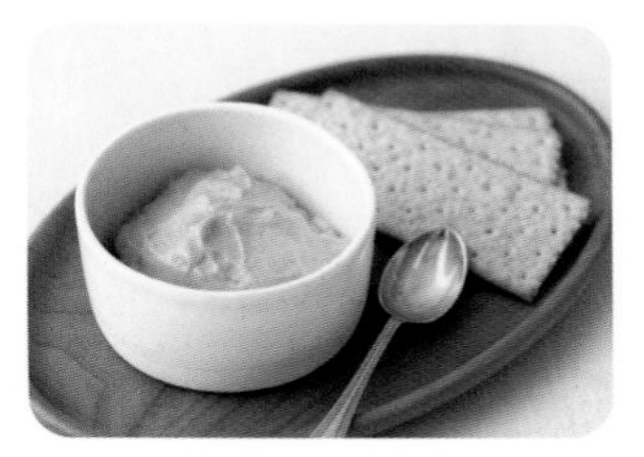

お豆腐きなこクリーム …p91へ

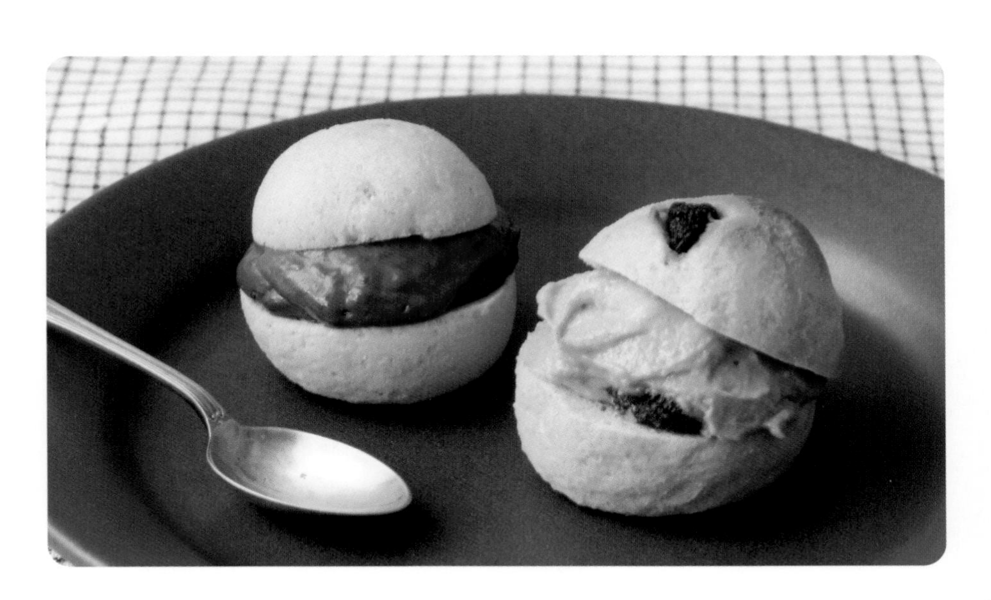

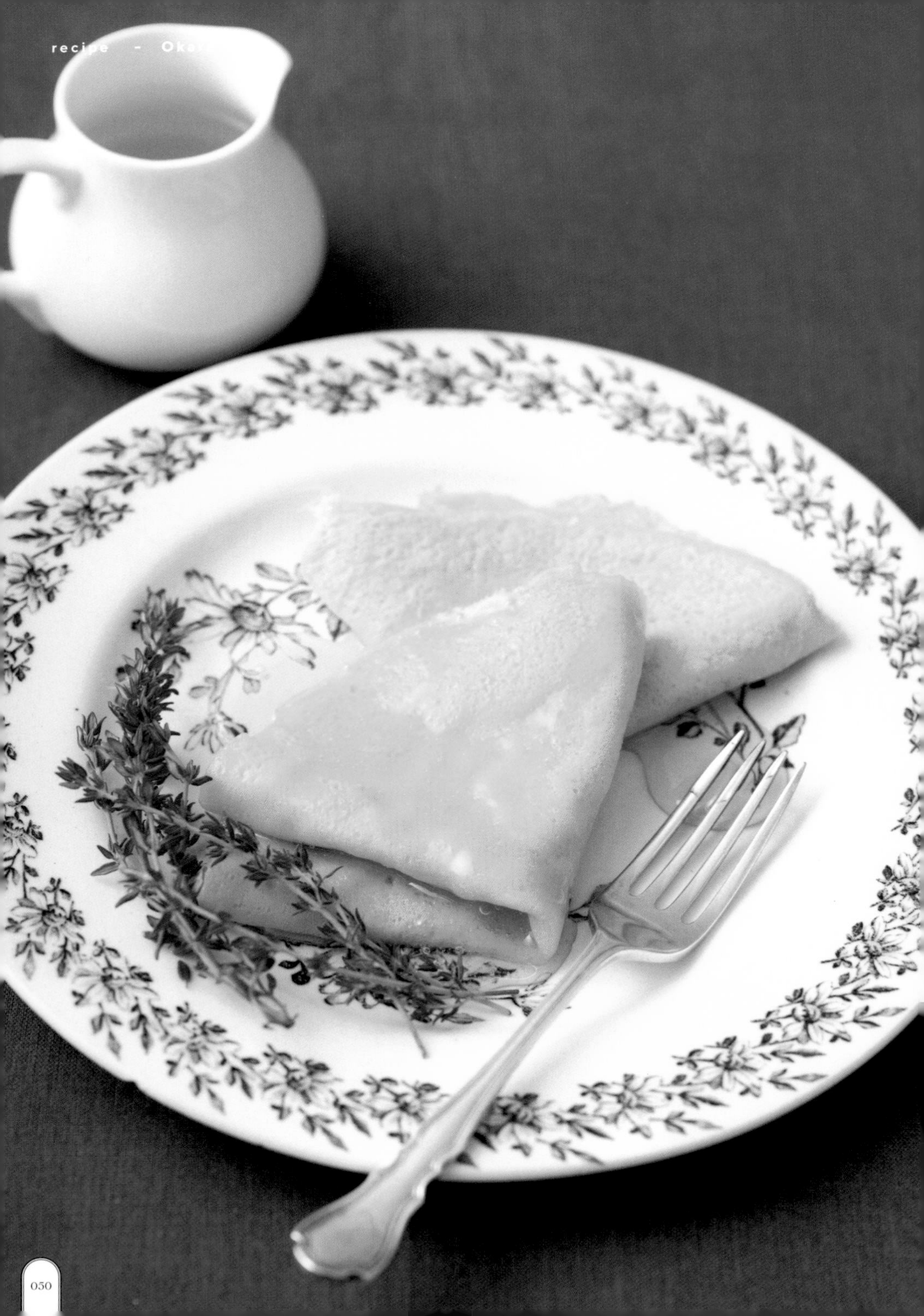

クレープ

・カロリー…219kcal ｜ 糖質…21.6g・

朝ごはんにもおやつにもぴったりのシンプルなクレープ。フルーツやはちみつなどトッピングをお好みで足せば、満足感もたっぷりです。

〔作り方〕

Step.1

★以外のすべての材料をよく混ぜる。

Step.2

フライパンで薄く焼き、お好みのトッピングをしたら完成。

- POINT -

生地は時間が経つと固くなりやすいので、ステップ1で材料を混ぜたらすぐに焼きましょう。

フライパンで作れる！

〔材料（約3枚分）〕

おからパウダー…10g

卵…1個

牛乳…80ml

顆粒自然甘味料…15g

サイリウム…2g

p11多出の材料「サイリウム」について参照

★お好みでフルーツ、無糖ヨーグルト、はちみつなど

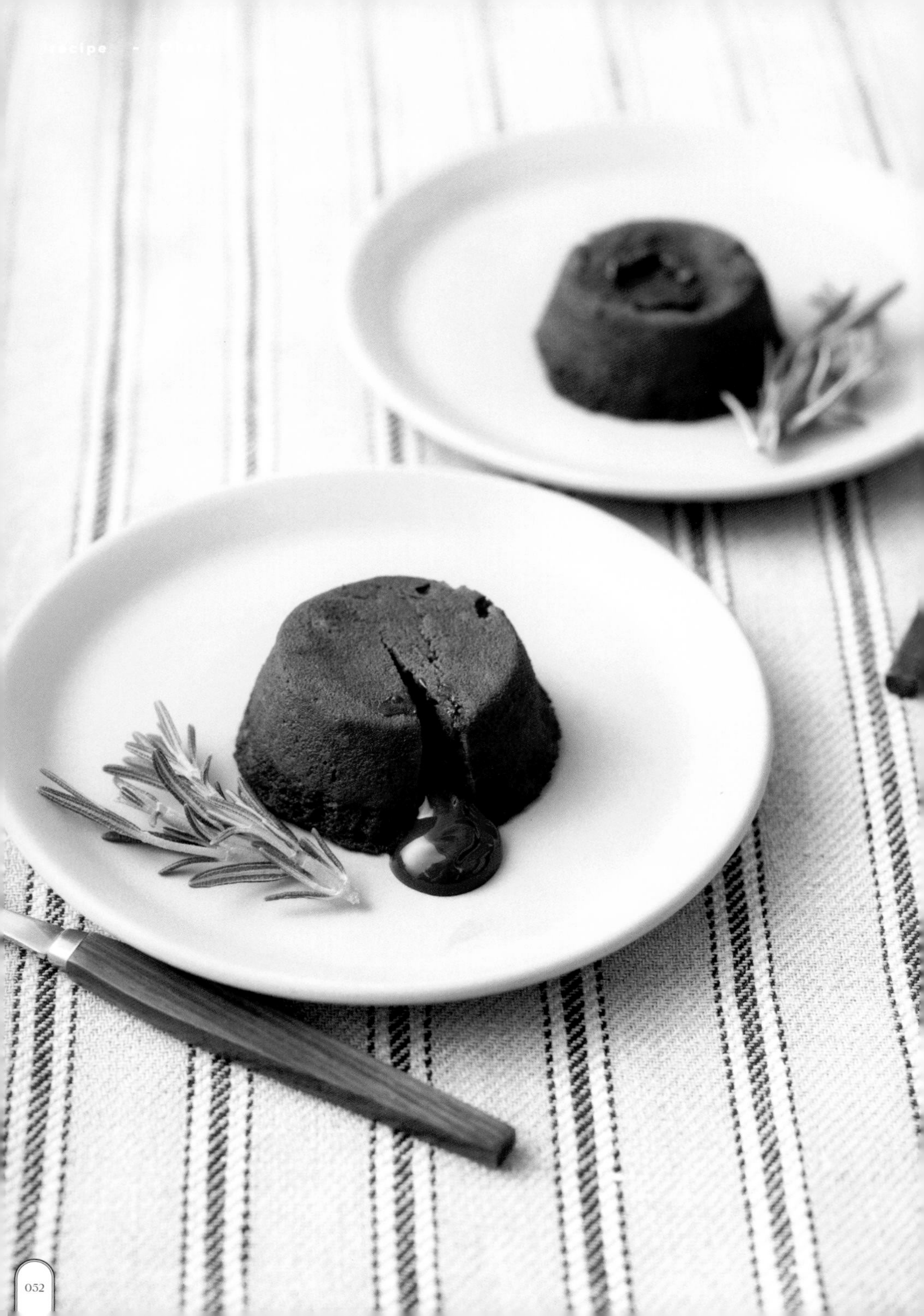

フォンダンショコラ

・カロリー…276kcal | 糖質…14.3g・

焼きたてを食べると、中からトロッと溶けたチョコレートが出てくるご褒美スイーツ。ダークチョコレートを選べば、濃厚なのに糖質控えめです。

電子レンジで作れる！ 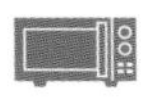

〔 材料（直径5cmの型4個分）〕

おからパウダー…15g
卵…1個
無糖ココア…10g
無糖ヨーグルト…20g
ベーキングパウダー…2g
顆粒自然甘味料…20g
水…50ml
★ダークチョコレート…4枚(20g)

〔 作り方 〕

Step.1

★以外のすべての材料をよく混ぜる。

Step.2

マフィン型に4等分に分けて入れる。★のチョコを1枚ずつ中央に入れ、電子レンジ600Wで3分加熱したら完成。

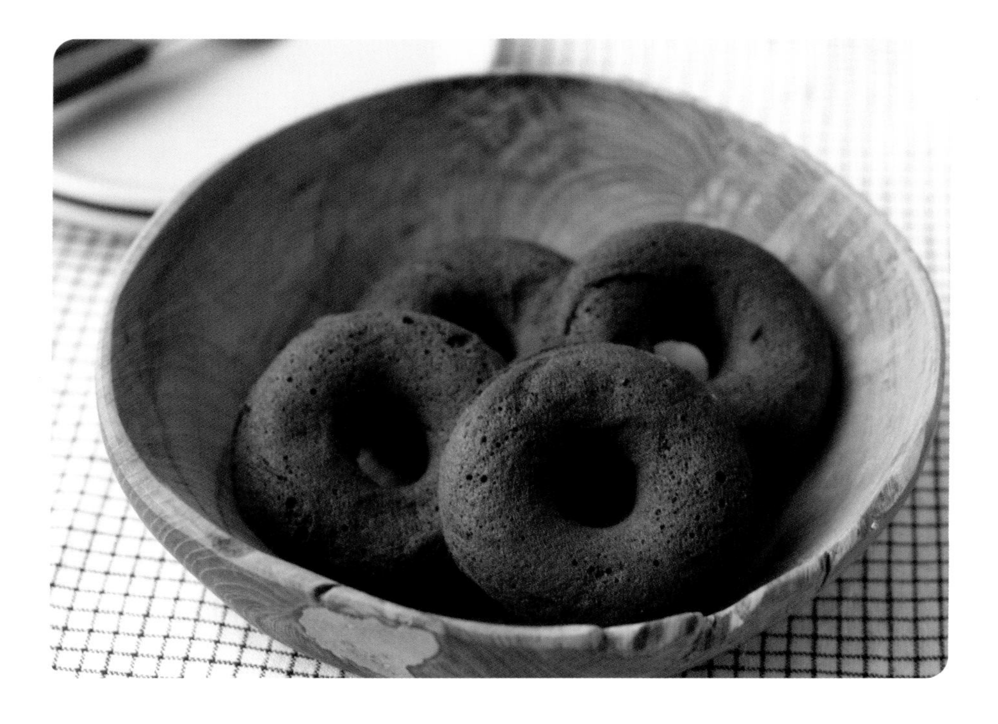

お豆腐ココア焼きドーナツ

・カロリー…246kcal ｜ 糖質…4.8g・

〔作り方〕

Step.1

すべての材料をよく混ぜる。

Step.2

ドーナツ型に入れて電子レンジ600Wで2分半加熱したら完成。

電子レンジで作れる！ 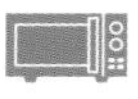

〔材料（直径7cmのドーナツ型4個分）〕

おからパウダー…10g

卵…1個

アーモンドパウダー…10g

顆粒自然甘味料…20g

無糖ココア…10g

絹豆腐…80g

ベーキングパウダー…2g

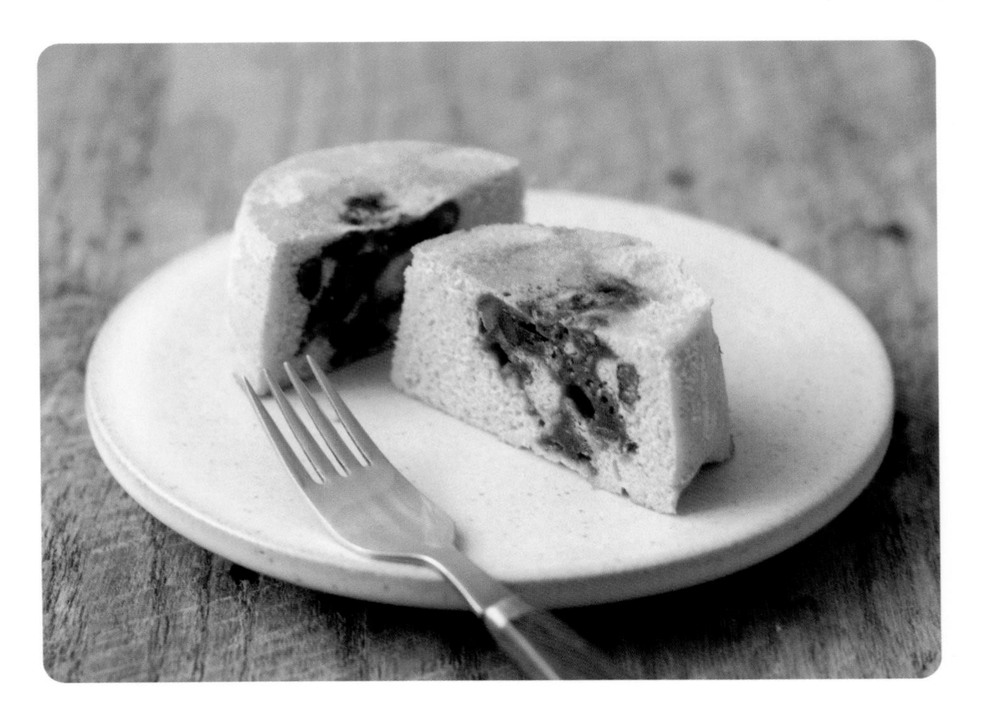

大判焼

・ カロリー…176kcal ｜ 糖質…1.5g ・

〔 作り方 〕

Step.1

★以外のすべての材料を混ぜてシリコンカップに入れ、★の粒あんを中央に入れる。

Step.2

電子レンジ600Wで2分半加熱し、仕上げにフライパンで両面焼き目をつけたら完成。

- POINT -

最近は低糖質タイプの粒あんも売っているので、そういったものを使うとよりヘルシー！

電子レンジ・フライパンで作れる！

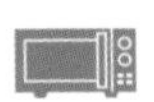 

〔 材料（直径8cmの型2個分）〕

おからパウダー…10g
卵…1個
きなこ…5g
水…20ml
顆粒自然甘味料…15g
ベーキングパウダー…2g
★お好きな粒あん …お好みの量

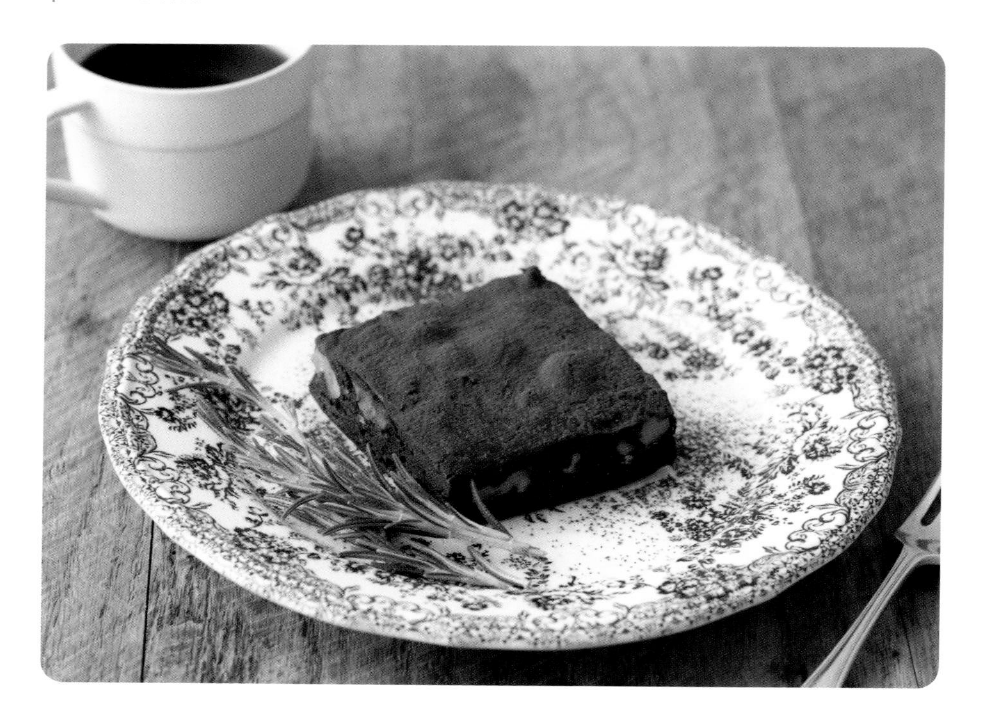

おからブラウニー

・ カロリー…325kcal ｜ 糖質…8.1g ・

〔 作り方 〕

Step.1

すべての材料をよく混ぜる。

Step.2

容器に移し、表面を整え、電子レンジ600Wで3分半加熱したら完成。

- POINT -

冷蔵庫で一晩冷やすと、しっとり感が増すので、おすすめです。

電子レンジで作れる！ 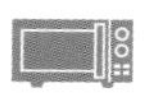

〔 材料（10cm角の型1個分）〕

おからパウダー…15g

卵…1個

無糖水切りヨーグルト…100g

無糖ココア…20g

顆粒自然甘味料…25g〜お好みで調整

くるみ…お好みの量

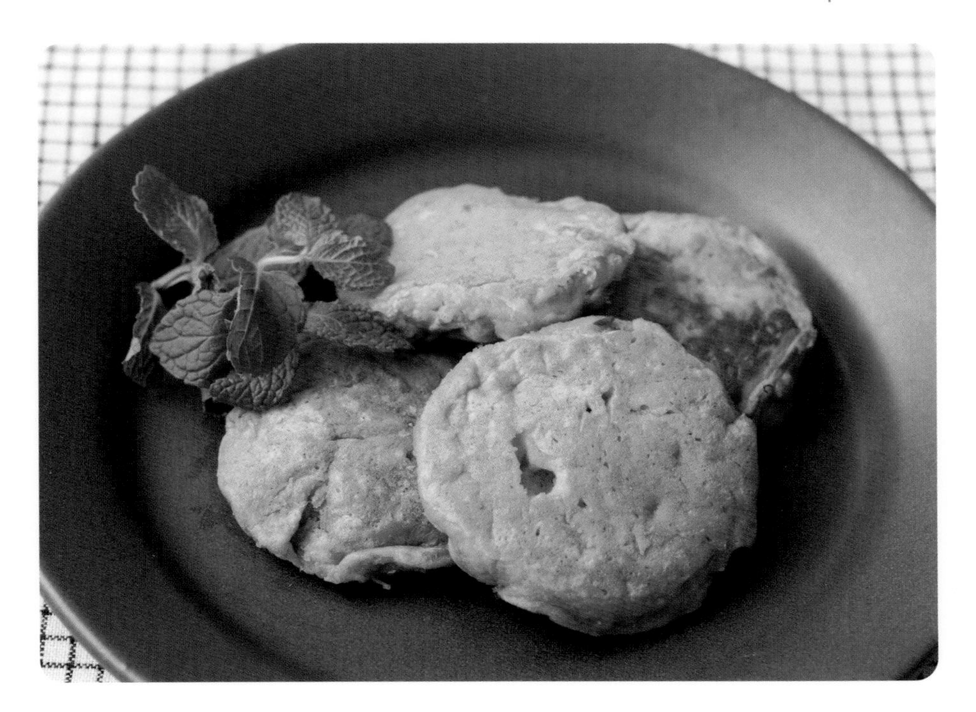

おからバナナパンケーキ

・カロリー…202kcal | 糖質…22.8g・

〔作り方〕

Step.1

バナナをよく潰し、★以外のすべての材料をよく混ぜる。

Step.2

フライパンで両面焼き目がつくまで焼いて、お好みでトッピングをしたら完成。

フライパンで作れる！ 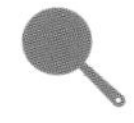

〔材料（4枚分）〕

おからパウダー…10g

卵…1個

バナナ…1本（約100g）

顆粒自然甘味料…10g

ベーキングパウダー…2g

豆乳…大さじ1

★お好みでトッピングにはちみつなど

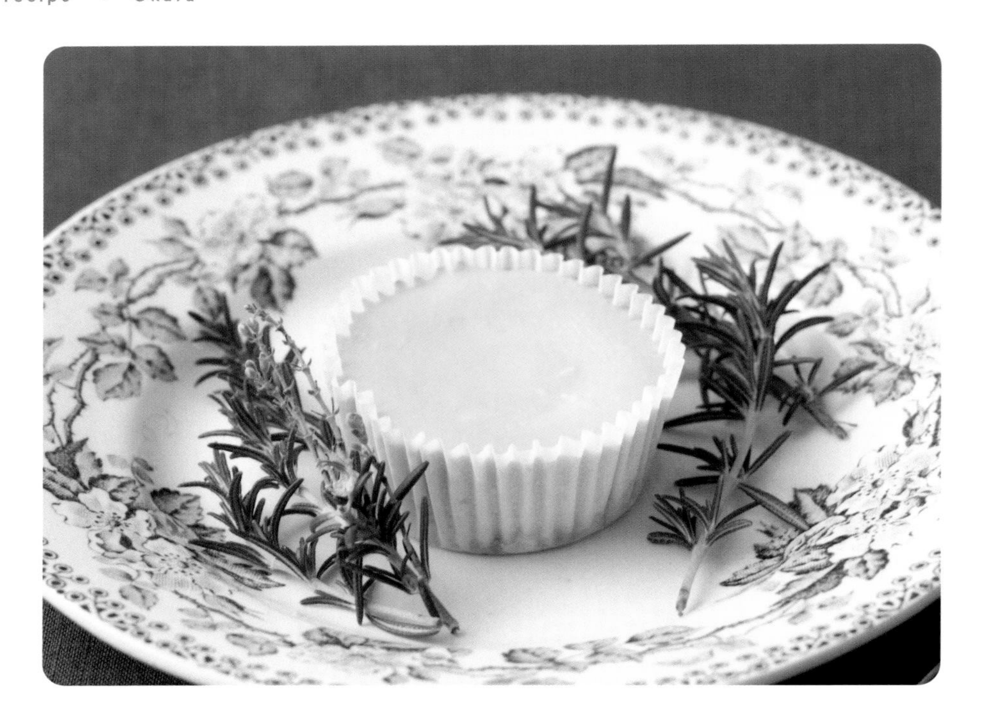

ミニチーズケーキ

・カロリー…297kcal ｜ 糖質…13.3g ・

〔 作り方 〕

Step.1

★以外のすべての材料をよく混ぜる。

Step.2

マフィン型に★のレーズンを入れ、3～4等分した①を入れて170℃に予熱したオーブンで13分焼く。 粗熱がとれたら冷蔵庫で冷やして完成。

- POINT -

クリームチーズは10～20秒ほど電子レンジで温めると滑らかな食感に。完成後は、冷蔵庫で一晩冷やすとしっとり濃厚になります。

オーブンで作れる！ 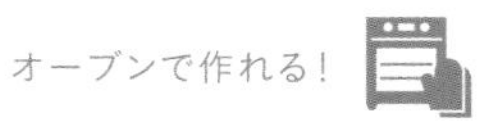

〔 材料（直径5cmの型3～4個分）〕

おからパウダー…5g
卵…1個
無糖水切りヨーグルト…100g
クリームチーズ…2個（約36g）
顆粒自然甘味料…20g
レモン汁…大さじ1弱
★レーズン…お好みの量

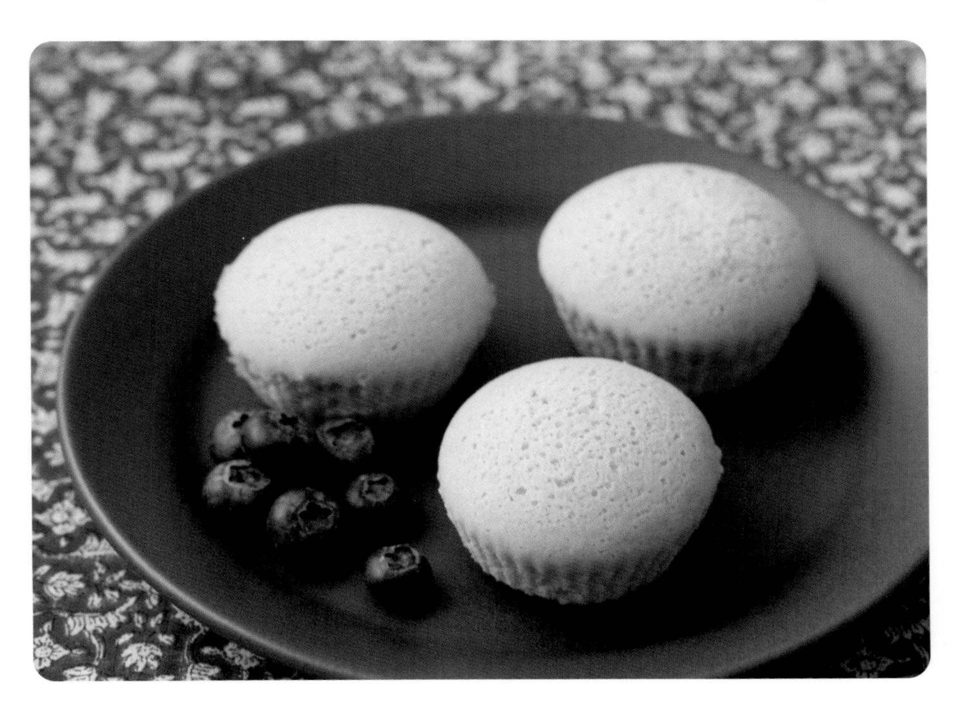

マーラーカオ風蒸しパン

・ カロリー…123kcal ｜ 糖質…1.8g ・

〔 作り方 〕

Step.1

すべての材料をよく混ぜる。

Step.2

ココットやシリコン型に3等分にして入れる。水を張ったフライパンに入れ、蓋をして中火で13〜15分ほど蒸したら完成。

- POINT -

電子レンジでもOK。その場合は600Wで2分半加熱してください。

フライパンで作れる！ 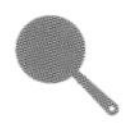

〔 材料（直径5cmの型3個分）〕

おからパウダー…15g

卵…1個

サイリウム（p11参照）…1g

顆粒自然甘味料…20g

醤油…小さじ1/2

ベーキングパウダー…2g

水…60ml

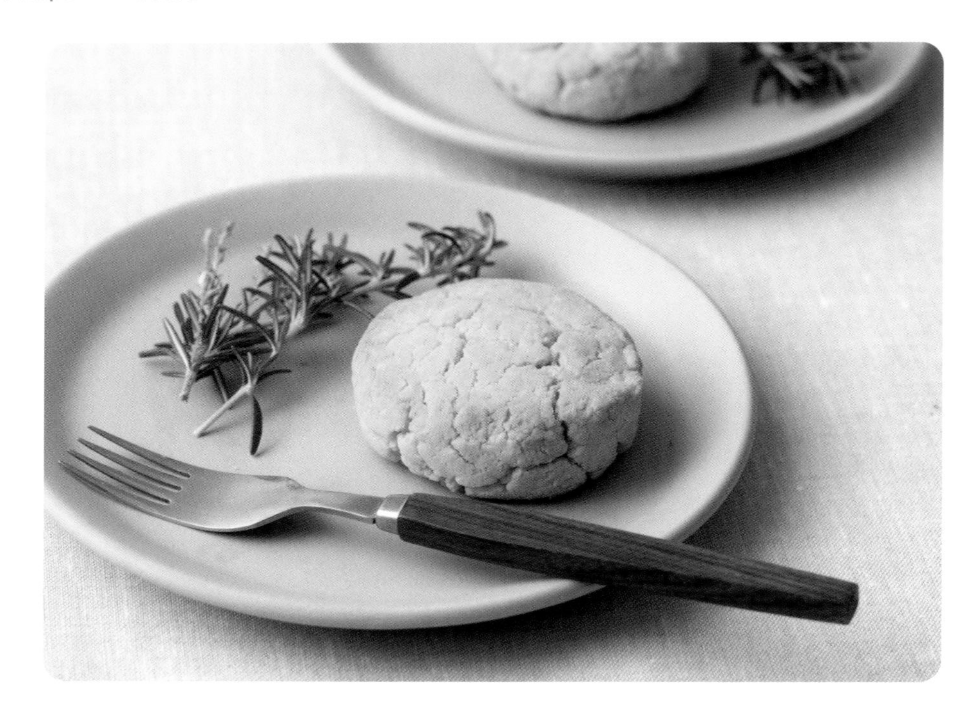

ビスケット風スコーン

・カロリー…295kcal | 糖質…3.4g・

〔作り方〕

Step.1

すべての材料をよく混ぜる。

Step.2

2等分にして丸めて少し平らにし、180℃に予熱したオーブンで15分焼いたら完成。

オーブンで作れる！ 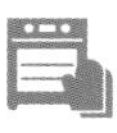

〔材料（2個分）〕

おからパウダー…20g
卵…1個
アーモンドパウダー…15g
顆粒自然甘味料…10g
無塩バター…10g
ベーキングパウダー…小さじ1

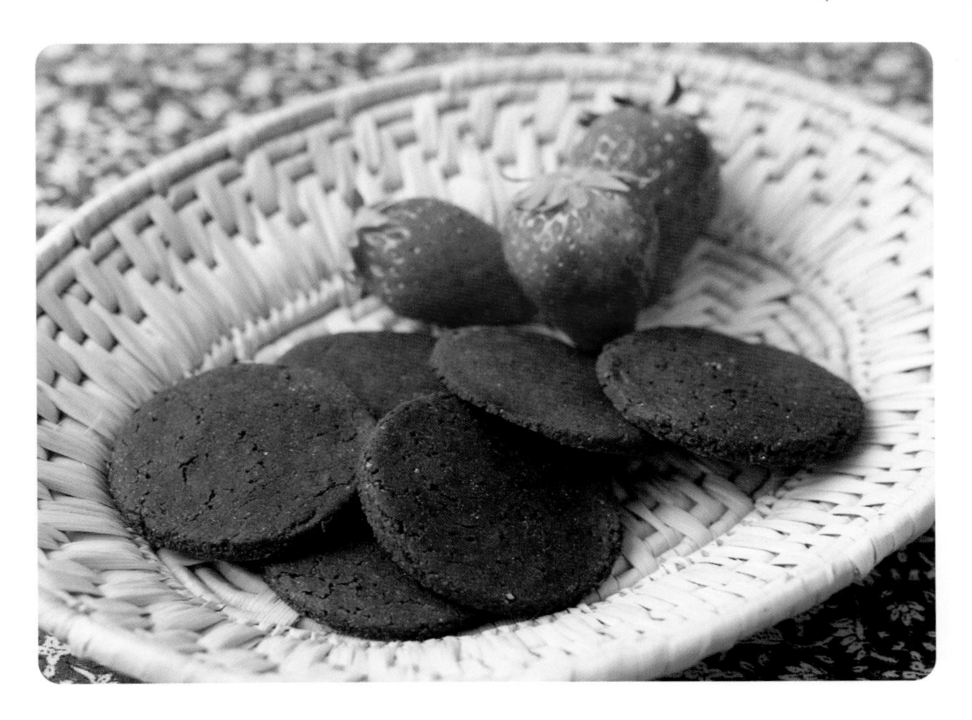

おからココアクッキー

・ カロリー…157kcal ｜ 糖質…2.2g ・

〔 作り方 〕

Step.1

すべての材料をチャック付きビニール袋に入れて混ぜる。

Step.2

①を 6 ～ 7 等分して、薄くのばし、160℃に予熱したオーブンで 18 分焼いたら完成。

- POINT -

焼きたてはしっとりですが、冷めるとサクサク食感に。

オーブンで作れる！

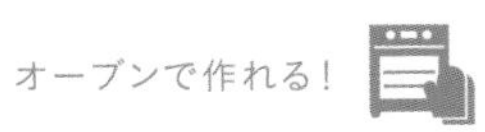

〔 材料（約6～7枚分）〕

おからパウダー…20g
卵…1個
無糖ココア…8g
顆粒自然甘味料…25g

オートミールのレシピ

Oatmeal

ダイエットの強い味方オートミール。平たく潰した「ロールドオーツ」ではなく、それをさらに細かく砕いた「クイックオーツ」を選ぶと、調理しやすくておすすめです。

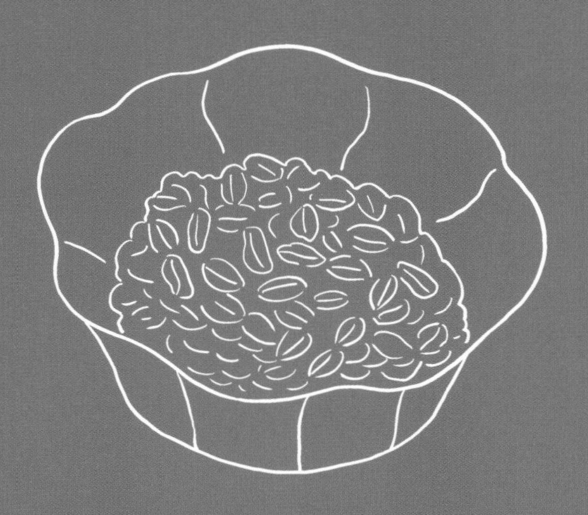

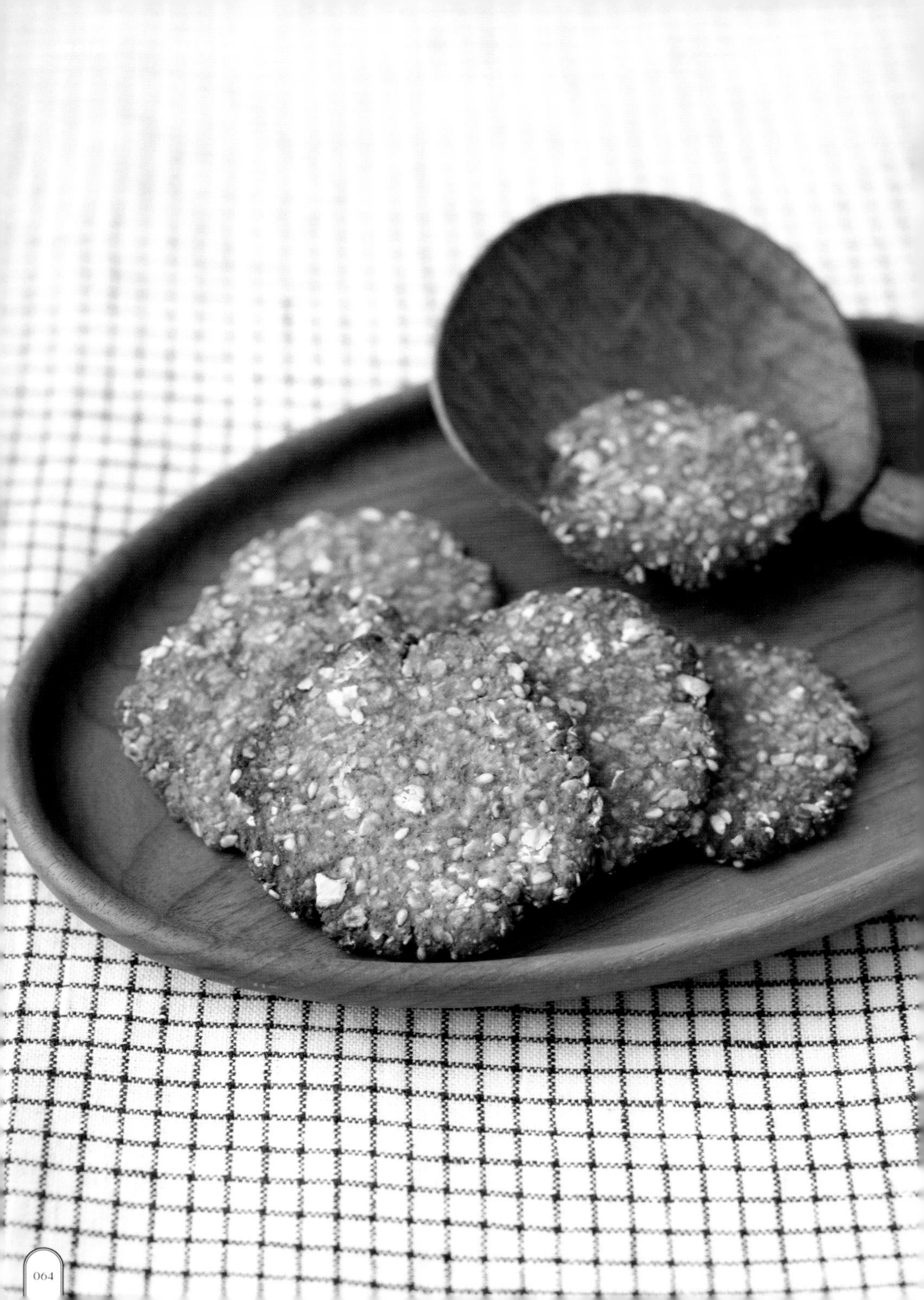

オートミール
きなこクッキー

・カロリー…168kcal | 糖質…19.1g・

焼きたてはしっとり、冷めるとさっくりとした食感になるオートミールのクッキー。ごまのプチプチ感も加わって、いろいろな食感を楽しめます。

オーブンで作れる！ 

〔材料（約5〜6枚分）〕

オートミール…30g
きなこ…10g
顆粒自然甘味料…15g
白ごま…3g
水…30ml

〔作り方〕

Step.1

すべての材料をよく混ぜる。

Step.2

5〜6等分して、丸めて薄くのばし、180℃に予熱したオーブンで20分焼いて完成。

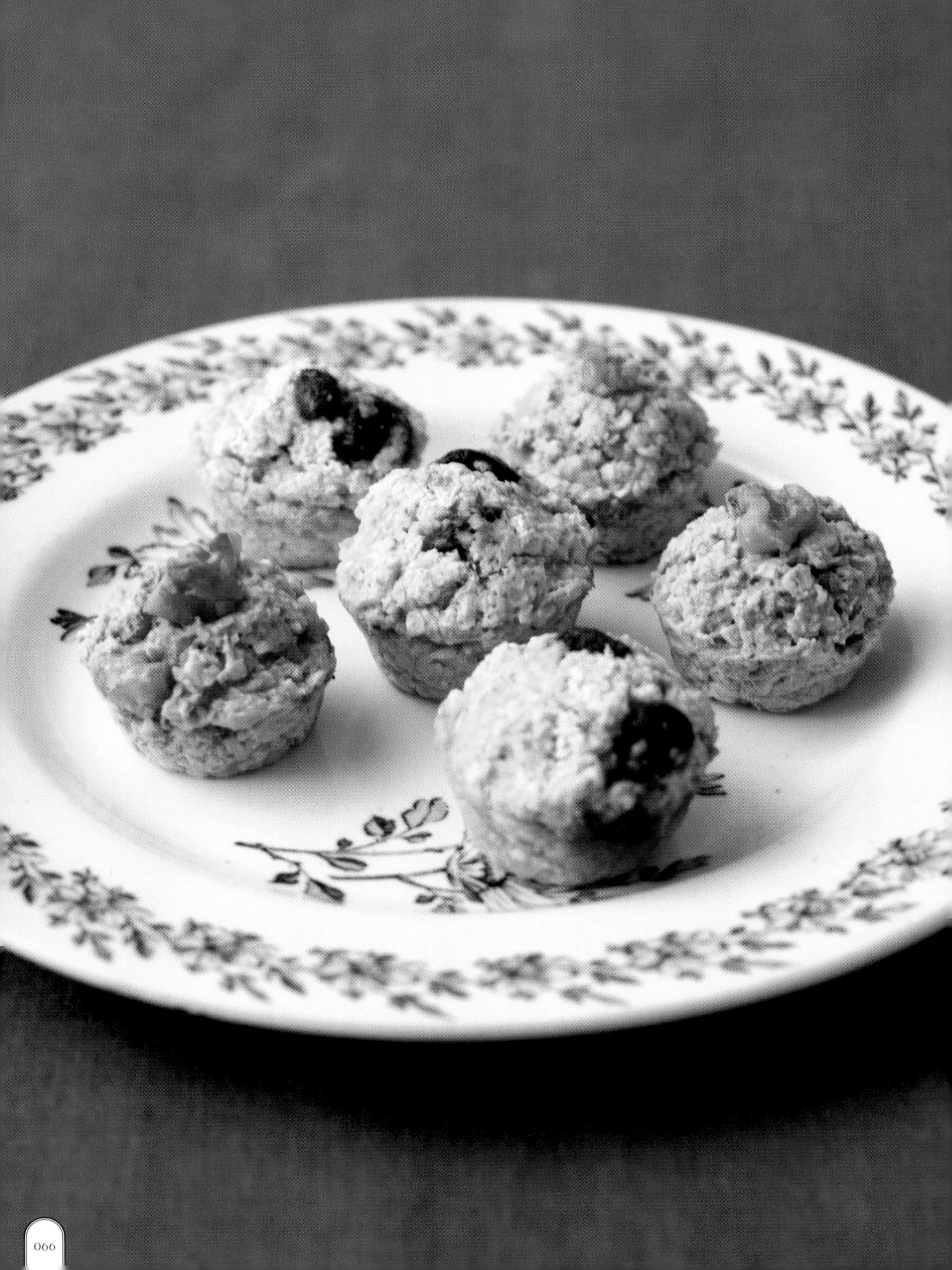

レーズンクリーム チーズマフィン

・カロリー…225kcal ｜ 糖質…27.1g・

〔作り方〕

Step.1

★以外のすべての材料をよく混ぜる。

Step.2

①をマフィン型に入れて、中央に3等分にした★のクリームチーズを入れる。180℃に予熱したオーブンで10分焼いたら完成。

オーブンで作れる！ 

〔材料（直径3.5cmのマフィン型3個分）〕

オートミール…30g
絹豆腐…50g
レーズン…10g
顆粒自然甘味料…10g
ベーキングパウダー…2g
★クリームチーズ…1個（約18g）

シンプルくるみ マフィン

・カロリー…207kcal ｜ 糖質…19.5g・

〔作り方〕

Step.1

すべての材料をよく混ぜる。

Step.2

①をマフィン型に入れ、180℃に予熱したオーブンで10分焼いたら完成。

オーブンで作れる！ 

〔材料（直径3.5cmのマフィン型3個分）〕

オートミール…30g
絹豆腐…50g
くるみ…10g
ベーキングパウダー…2g
塩…小さじ1/2

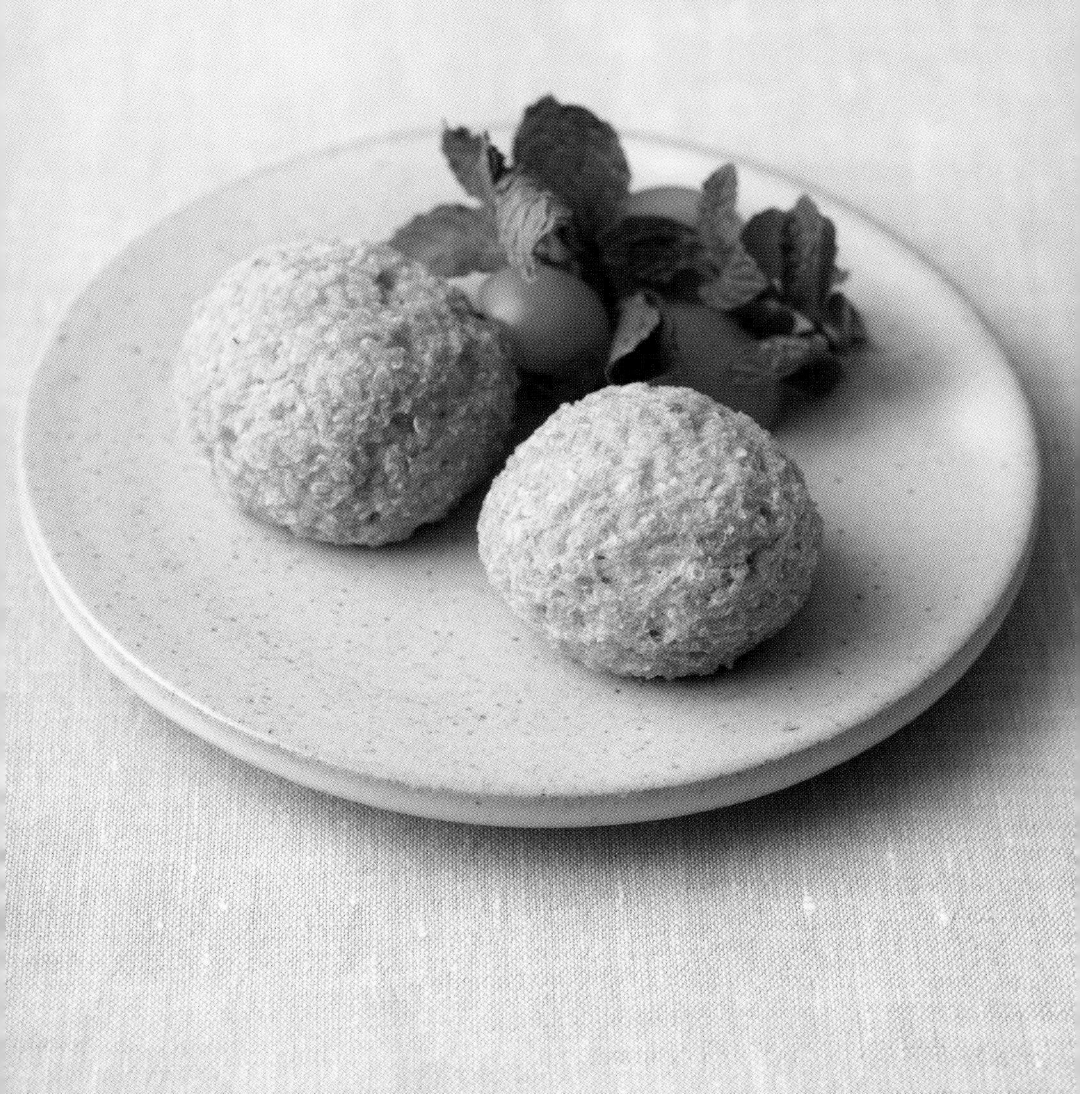

オートミールの
レンチン塩パン

・カロリー…142kcal | 糖質…19.1g ・

オーブンなしでパンを作りたいなら、このレンチン塩パンがおすすめです。素朴な味わいで朝食のパンの代わりとしてもぴったり。

電子レンジで作れる！ 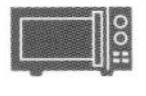

〔 材料（2個分）〕

オートミール…30g
絹豆腐…50g
塩…小さじ1/2
ベーキングパウダー…2g

〔 作り方 〕

Step.1

すべての材料をよく混ぜ、2等分にして丸める。

Step.2

お皿にクッキングペーパーを敷き、①をのせ、電子レンジ600Wで3分加熱したら完成。

- POINT -

冷めたら電子レンジで軽く温め直すと、ふわっとした食感が戻ります。

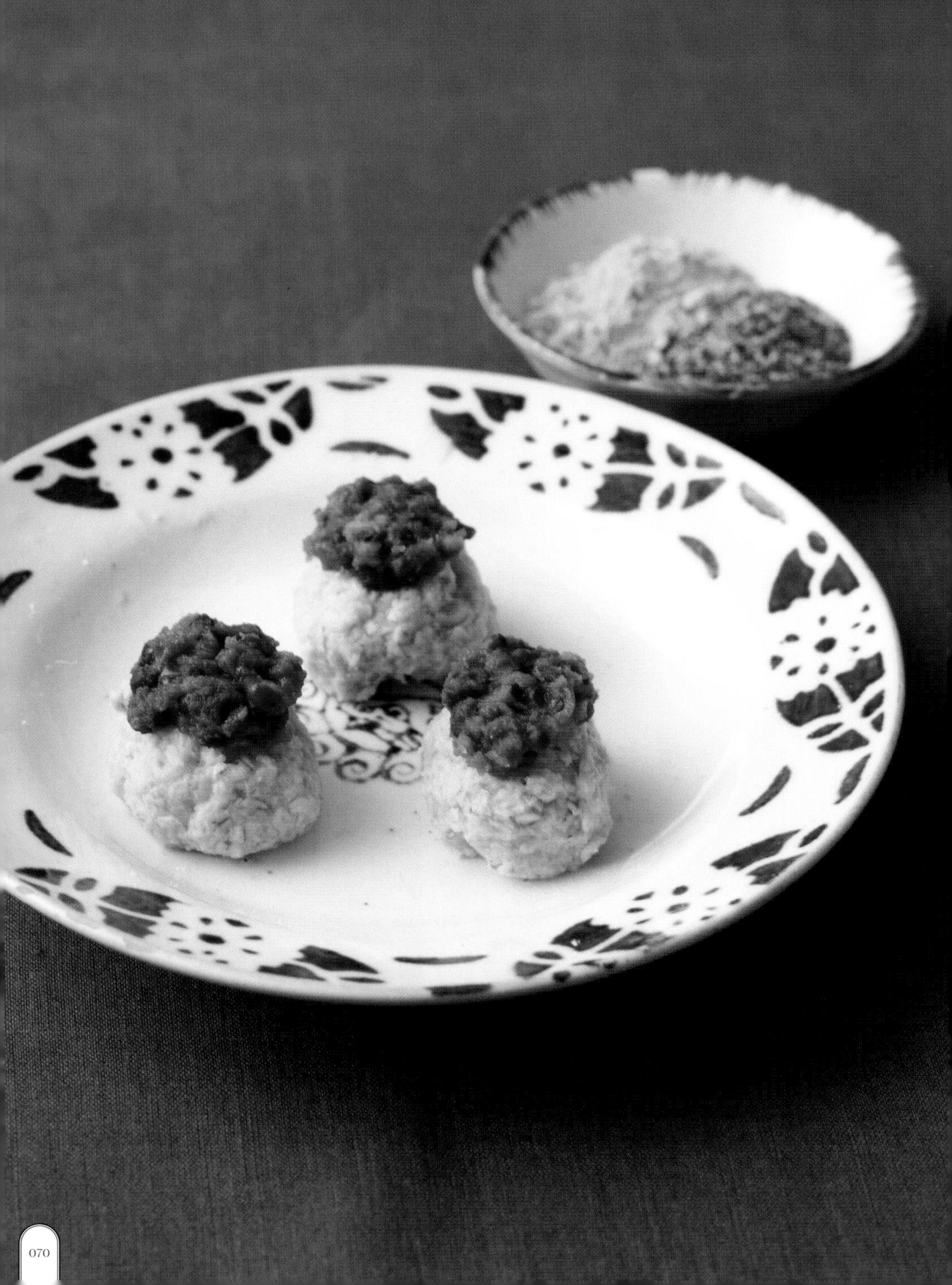

オートミールのお団子

・カロリー…156kcal ｜ 糖質…17.9g・

きなこやごまなど、お好みのトッピングを合わせて楽しめる和風スイーツ。オートミールを丸めるだけなので、本当に手間なく作れます。

電子レンジで作れる！ 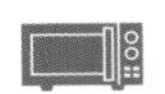

〔材料（6個分）〕

オートミール…30g
顆粒自然甘味料…20g
水…60ml
サイリウム…3g

p11多出の材料「サイリウム」について参照

★あんこ、きなこ、ごまなど

〔作り方〕

Step.1

★以外のすべての材料を混ぜ、電子レンジ600Wで30秒加熱し、再度よく混ぜる。

Step.2

6等分して丸め、お好みの★のトッピングをしたら完成。

- POINT -

低糖質タイプの粒あんを使うとよりヘルシー。トッピングはきなこ＋顆粒自然甘味料、すりごま＋顆粒自然甘味料などを、お好みで試してみましょう。

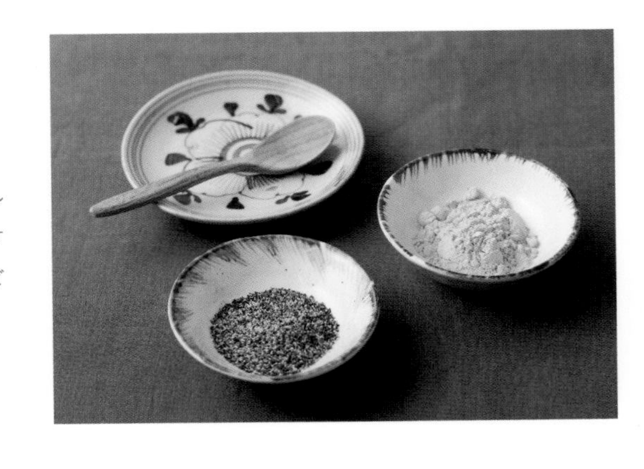

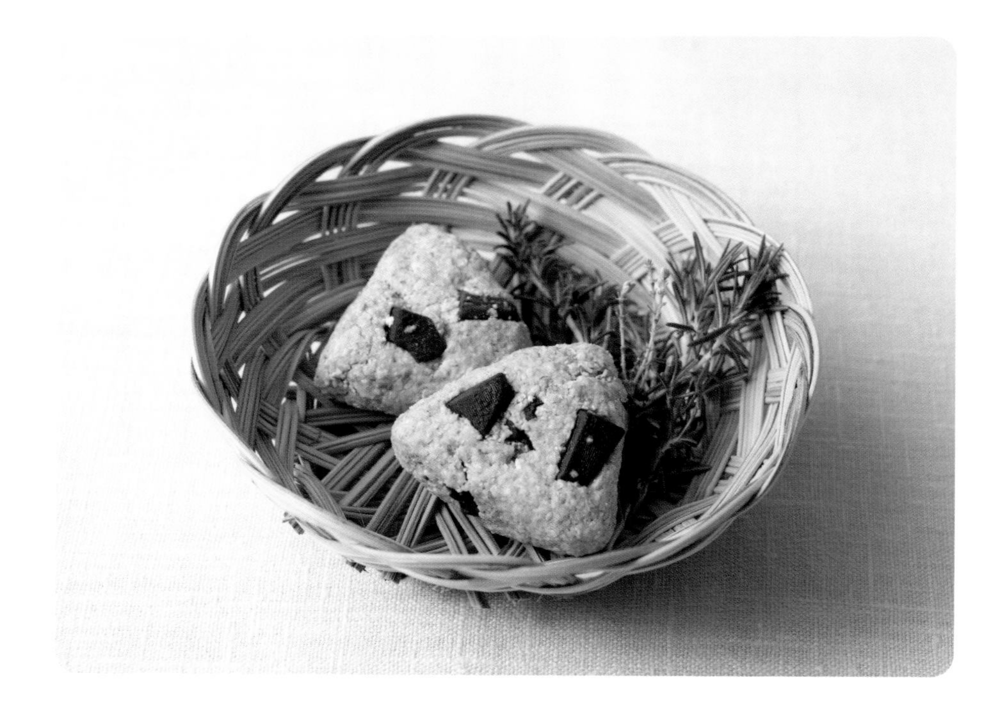

チョコスコーン

・カロリー…215kcal | 糖質…24.1g ・

〔 作り方 〕

Step.1

★のチョコを軽く刻み、すべての材料をよく混ぜる。

Step.2

三角形に形を整え、180℃に予熱したオーブンで10 分焼いたら完成。

オーブンで作れる！ 

〔 材料（1個分）〕

オートミール…30g
顆粒自然甘味料…6g
オリーブオイル…5g
牛乳…大さじ1
ベーキングパウダー…1g
★高カカオチョコ…10g

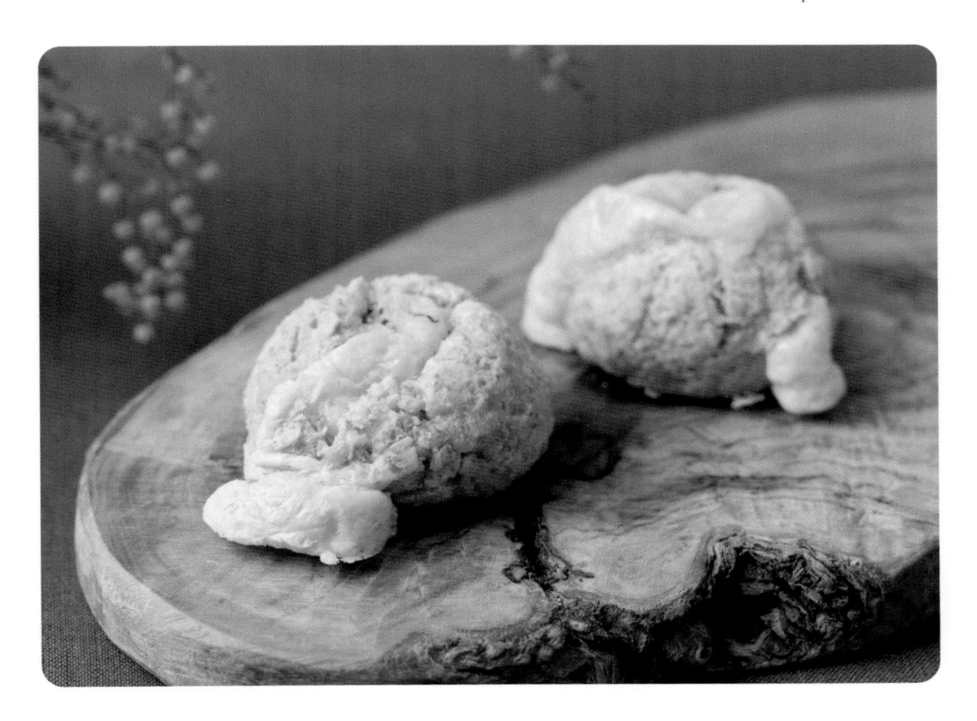

オートミールの
レンチンチーズパン

・カロリー…165kcal ｜ 糖質…16.2g ・

〔 作り方 〕

Step.1

すべての材料をよく混ぜる。

Step.2

クッキングペーパーを敷いたお皿に２等分にして丸めてのせ、電子レンジ600Wで３分加熱したら完成。

- POINT -

チーズはダイスチーズをカットして混ぜても、ピザチーズを中央に入れて包んでもおいしいです。

電子レンジで作れる！ 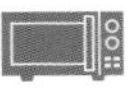

〔 材料（2個分）〕

オートミール…25g

絹豆腐…50g

サイリウム（p11参照）…3g

塩…小さじ1/2

チーズ…15g〜お好みで調整

ベーキングパウダー…2g

2stepレシピQ＆A

「生地がうまく膨らまないのはなぜ？」「他の材料で代用はできるの？」などなど、スイーツ作りに失敗や悩みはつきもの。2stepレシピに寄せられる、よくある質問に答えます！

Q1

おからのレシピで、材料を入れると必ずどろどろになってしまいます。

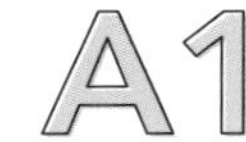

おからパウダーは、メーカーや商品によって粒子のサイズが異なります。そのため吸水率に違いが出ることも。あまりにもどろどろになる、または生地が固くなる場合は水分の量を少し調節しながら試してみてください。

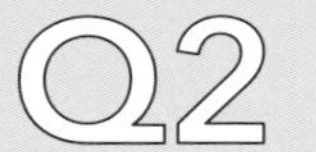

おから蒸しパンやマフィンをレシピ通りに作っても、生地がぼそぼそになってしまいます。

9 questions

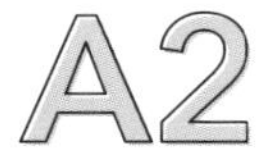

おからの粒子が粗いおからパウダーは、仕上がりがぼそぼそになってしまう場合があります。その場合は「超微細タイプ」のおからパウダーがおすすめです。

Q3

レンジ、またはオーブンで焼いても、生地が半生のような仕上がりになります。

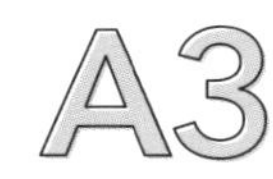

お使いのオーブンレンジや、型の大きさによって多少焼き時間が前後してしまう場合があります。半生になったときはレンジの場合は30秒ほど、オーブンの場合は3分ほど、様子を見ながら焼き時間を足してみてください。

Q4

顆粒自然甘味料がお家にありません。他のもので代用はできますか?

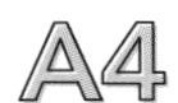

はちみつや他のお砂糖で代用が可能です。はちみつの場合は記載量より少し少なめの量で代用してください。ただし、その分カロリーや糖質は上がってしまうので要注意!

Q5

おからパウダーやオートミールは、米粉や小麦粉で代用はできますか?

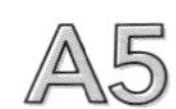

おからパウダー、オートミール、お豆腐と豆乳などのレシピの基本となる材料は他のもので代用することが難しいです。レシピ通りの材料で作っていただくのがおすすめです。

Q6

材料はいつも
どこで購入していますか?

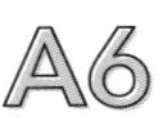

おからパウダーは「超微細タイプ」のものがスーパーでは売っていないことが多いので、いつもネットで購入しています。オートミールや顆粒自然甘味料など、その他の材料はスーパーで購入しています。

Q7

オートミールは
どんなものを選ぶといいですか?

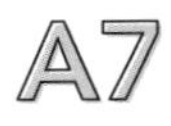

オートミールは「クイックオーツ」という種類を選ぶのがおすすめです。「ロールドオーツ」を細かく砕いたタイプのもので、粒の形状が細かいため、混ざりやすく調理がしやすいです。

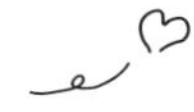

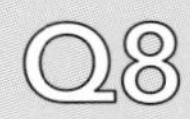

豆乳はどんなものを
選ぶといいですか?

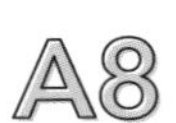

豆乳は「無調整豆乳」を選ぶのがおすすめです。「調整豆乳」と違って、お砂糖や油分など大豆以外のものが入っていないためヘルシーです。

Q9

おから蒸しパンは1日に
何個まで食べても大丈夫ですか?

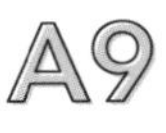

おからパウダーは食物繊維が豊富なため、食べ過ぎると便秘やお腹の張りを招いてしまうことがあります。おから蒸しパンは1日1個(レシピ全量)程度にするのがおすすめです。

豆腐と豆乳のレシピ

Tofu & Soy milk

この本のスイーツでは、滑らかな仕上がりにするためお豆腐は絹豆腐をおすすめしています。豆乳は砂糖が添加されていない無調整のものをよく使用します。

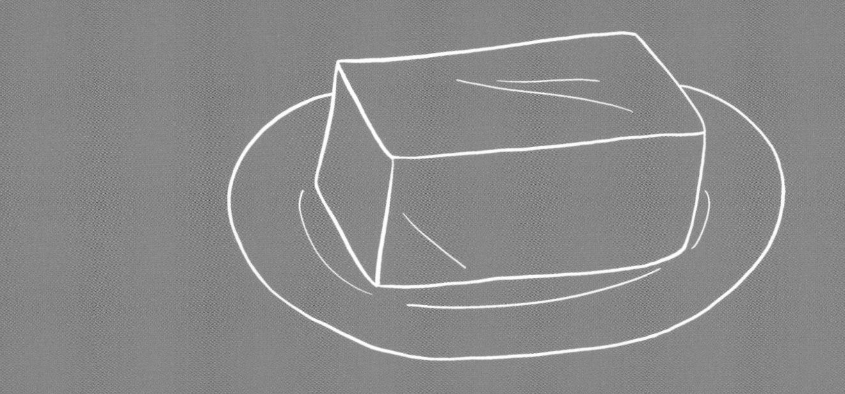

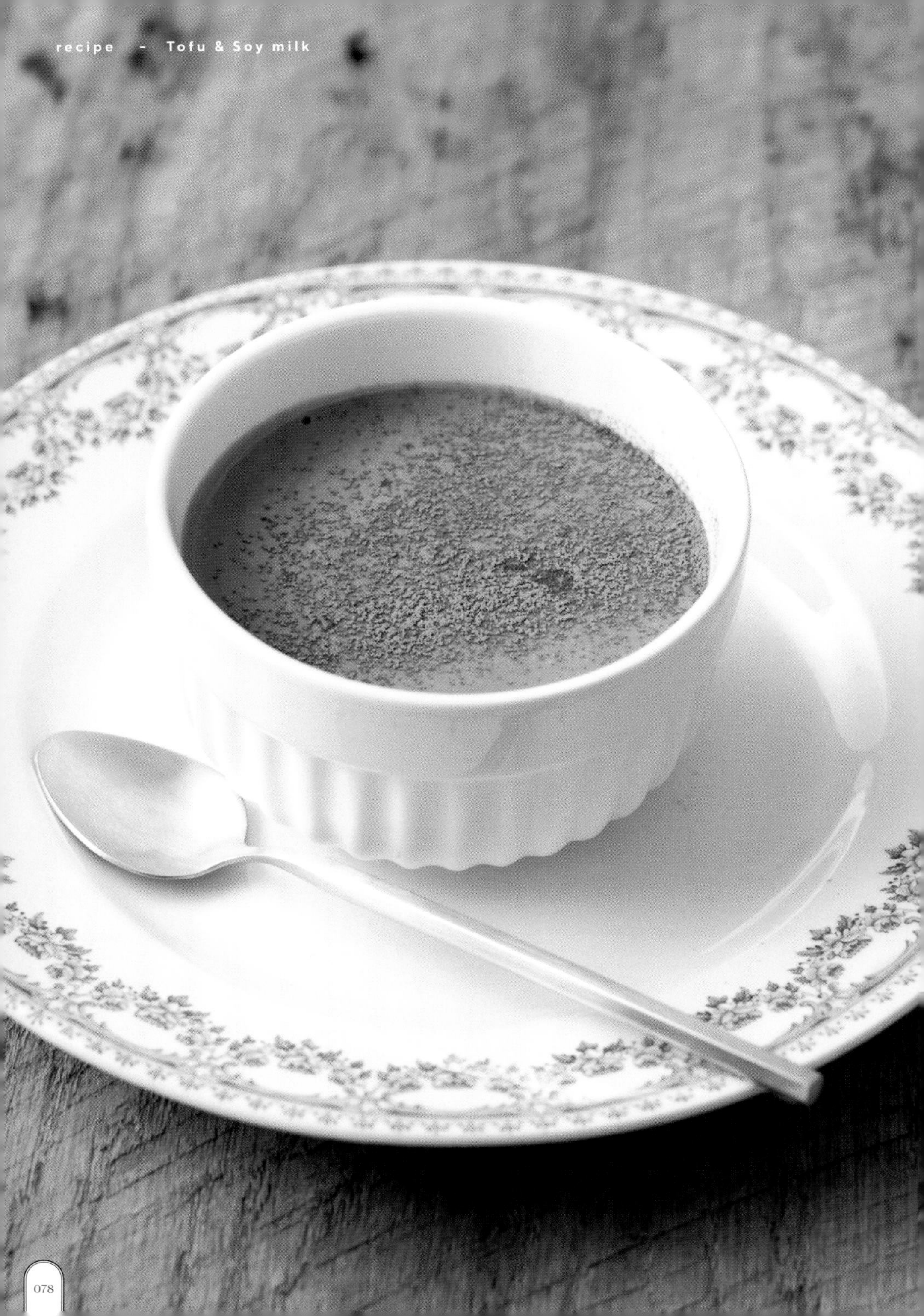

お豆腐抹茶プリン

・ カロリー…125kcal | 糖質…3.1g ・

卵不使用でカロリー控えめなのに、滑らかで濃厚な抹茶味のプリン。ベースが絹豆腐なので、食べた後の腹持ちもいいのがうれしい１品です。

電子レンジで作れる！ 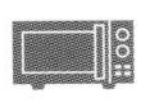

〔 材料（直径約10cmのカップ1個分）〕

絹豆腐…150g
顆粒自然甘味料…20g〜お好みで調整
抹茶パウダー…5g
★ゼラチン2g＋豆乳30ml

〔 作り方 〕

Step.1

★以外のすべての材料を滑らかになるまで混ぜる。

Step.2

★のゼラチンと豆乳を別の容器に入れ、電子レンジ600Wで20秒加熱して溶かしてから①に加えてよく混ぜ、容器に移して冷やしたら完成。

- POINT -

絹豆腐はキッチンペーパーに包み、電子レンジ600Wで２分加熱して、水切りしましょう。

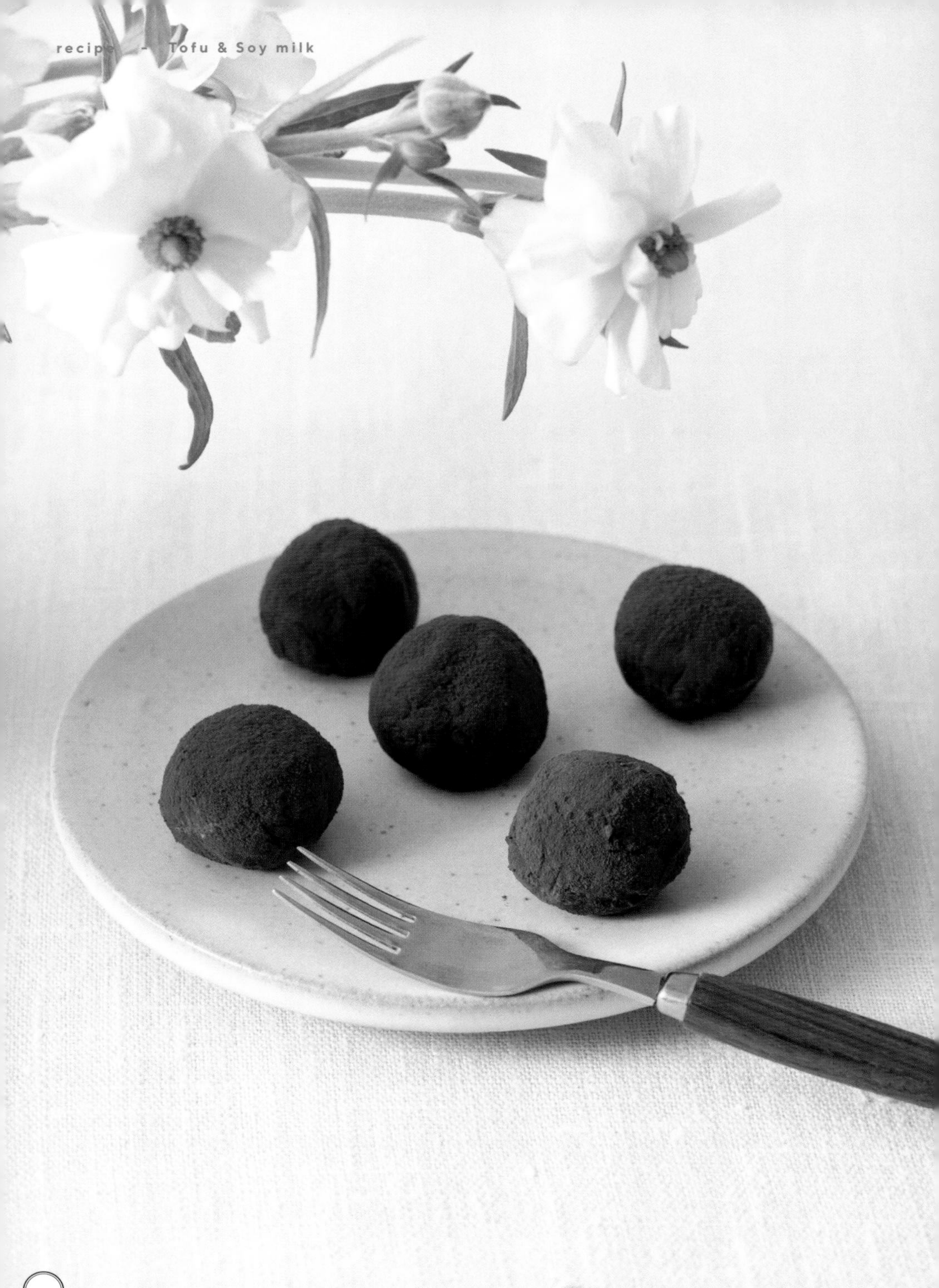

お豆腐トリュフ

・カロリー…167kcal ｜ 糖質…12.1g・

ダイエットスイーツにはとても見えない、お豆腐でできたトリュフチョコ。柔らかく濃厚な味わいで、甘党さんも満足できるはずです。

〔作り方〕

Step.1

チョコは電子レンジ600Wで1分ほど加熱し、溶かしてから、★以外のすべての材料をお豆腐の粒がなくなり滑らかになるまでよく混ぜる。

Step.2

①を冷蔵庫で1時間ほど冷やし、固まってきたら5等分して、丸めてココアをまぶして完成。

- POINT -

混ぜる前に、絹豆腐はキッチンペーパーで包み、軽く水気を切っておくと固まりやすいです。

電子レンジで作れる！ 

〔材料（約5個分）〕

絹豆腐…60g
高カカオチョコ…20g
無糖ココア…5g
顆粒自然甘味料…15g
★トッピング用無糖ココア…適量

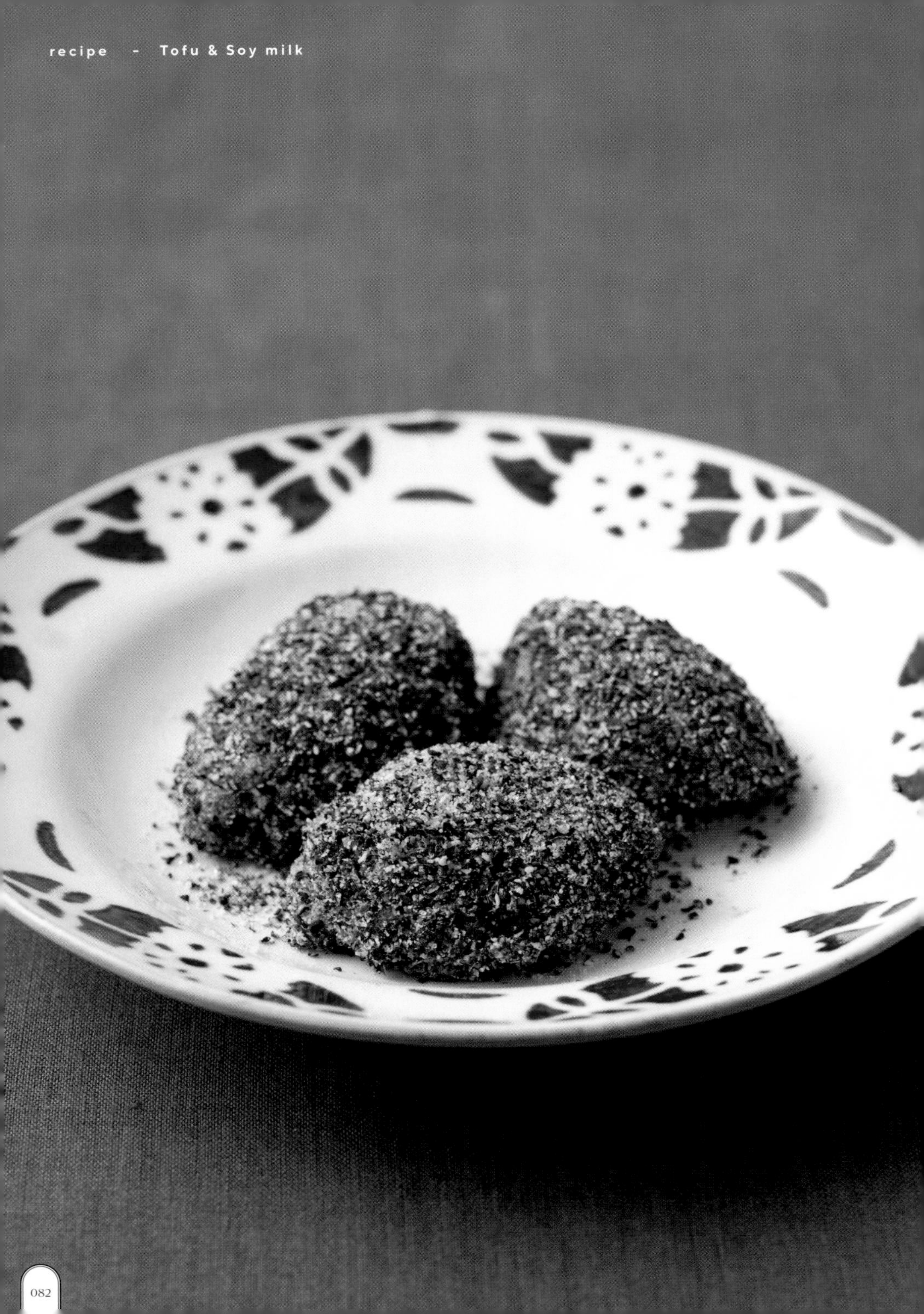

お豆腐ごまもち

・カロリー…220kcal ｜ 糖質…2.7g・

モチモチの食感とごまの風味がくせになる、お豆腐で作ったおもち。和風のレシピの中でも私のお気に入りのやせスイーツです。

〔作り方〕

Step.1

★以外のすべての材料を滑らかになるまでよく混ぜ、電子レンジ600Wで1分加熱。

Step.2

①をよく混ぜ、4〜5等分に丸めて★の黒すりごまをまぶしたら完成。

- POINT -

甘党さんは、顆粒自然甘味料の量を多めにすると、甘さのバランスがとれるのでおすすめ。

電子レンジで作れる！ 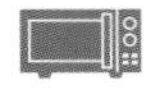

〔材料（4〜5個分）〕

絹豆腐…150g
黒練りごま…20g
顆粒自然甘味料…25g〜お好みで調整
サイリウム…6g

p11多出の材料「サイリウム」について参照

★トッピング用黒すりごま…適量

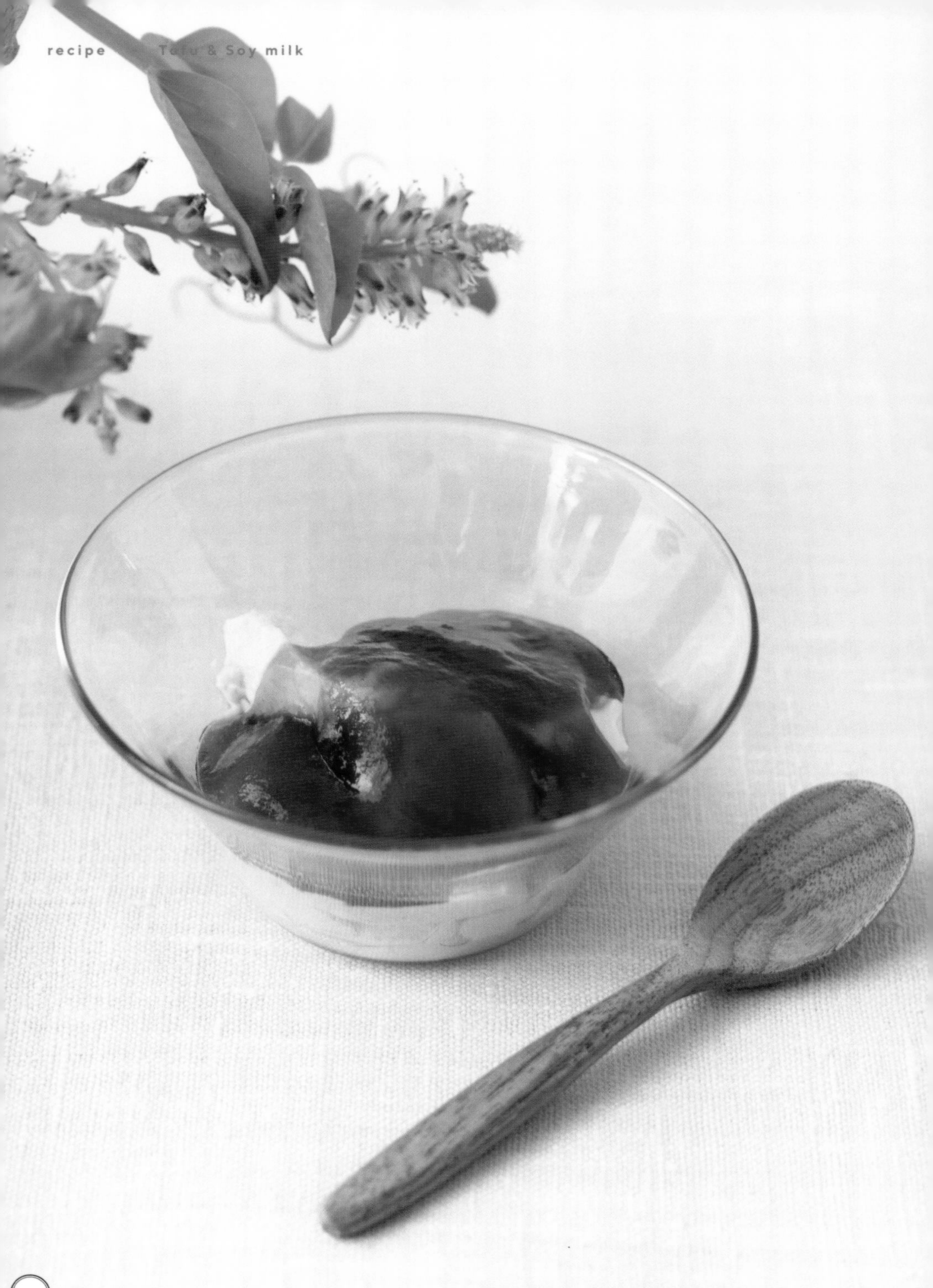

みたらし豆腐

・ カロリー…98kcal ｜ 糖質…3.1g ・

作るとキッチンにおいしそうなみたらしの香りが広がります。意外とカロリーが高くなりがちな和菓子ですが、お豆腐を使えばヘルシーに楽しめます。

〔 作り方 〕

Step.1

★の材料をよく混ぜ、電子レンジ600Wで１分加熱。サイリウムを少しずつ加え、とろみがつくまで混ぜる。

Step.2

絹豆腐にお好みの量の①をかけたら完成。

- POINT -

サイリウムがダマになりやすいので、かき混ぜながら少量ずつ加えてください。冷えるとタレが固まりやすいので、温かいうちにかけるのがおすすめ。

電子レンジで作れる！ 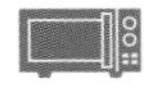

〔 材料（1皿分）〕

絹豆腐…150g
★醤油…大さじ1
★顆粒自然甘味料…大さじ2
★水…大さじ4
サイリウム…小さじ1/4

p11多出の材料「サイリウム」について参照

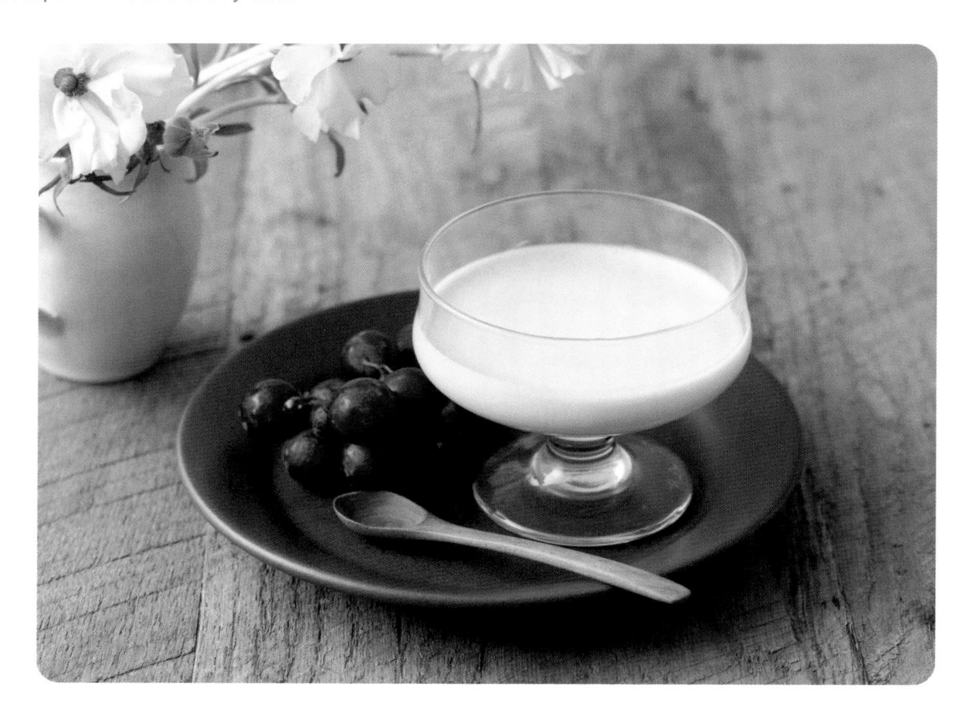

お豆腐レアチーズ

・ カロリー…116kcal ｜ 糖質…3.8g ・

〔 作り方 〕

Step.1

★の材料を電子レンジ600Wで1分加熱する。

Step.2

①にその他のすべての材料をよく混ぜ、グラスに入れて冷蔵庫で冷やしたら完成。

電子レンジで作れる！ 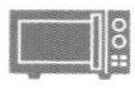

〔 材料（直径約8cmのカップ1個分）〕

絹豆腐…50g
★クリームチーズ…1個（約18g）
★牛乳…大さじ2
★ゼラチン…1g
顆粒自然甘味料…15g
レモン汁…大さじ1強

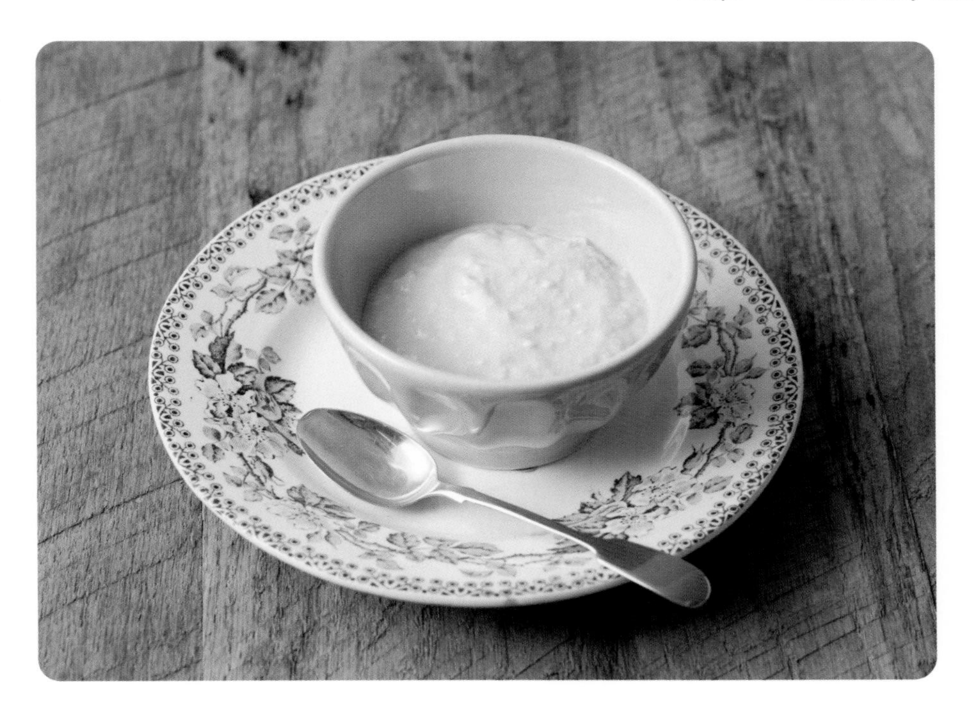

お豆腐カスタード

・ カロリー…141kcal ｜ 糖質…1.6g ・

〔 作り方 〕

Step.1

すべての材料をよく混ぜ、電子レンジ600Wで30秒加熱する。

Step.2

①を取り出して混ぜ、再度30秒加熱。冷蔵庫で冷やして完成。

- POINT -

豆腐はそのままでもＯＫですが、水切りしたものを使用するとより濃厚に。ミキサーやブレンダーがある場合は使うとより滑らかに仕上がります。

電子レンジで作れる！ 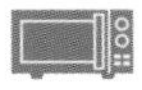

〔 材料（容器1杯分）〕

絹豆腐…150g

顆粒自然甘味料…20g

卵黄…1個

バニラエッセンス…数滴

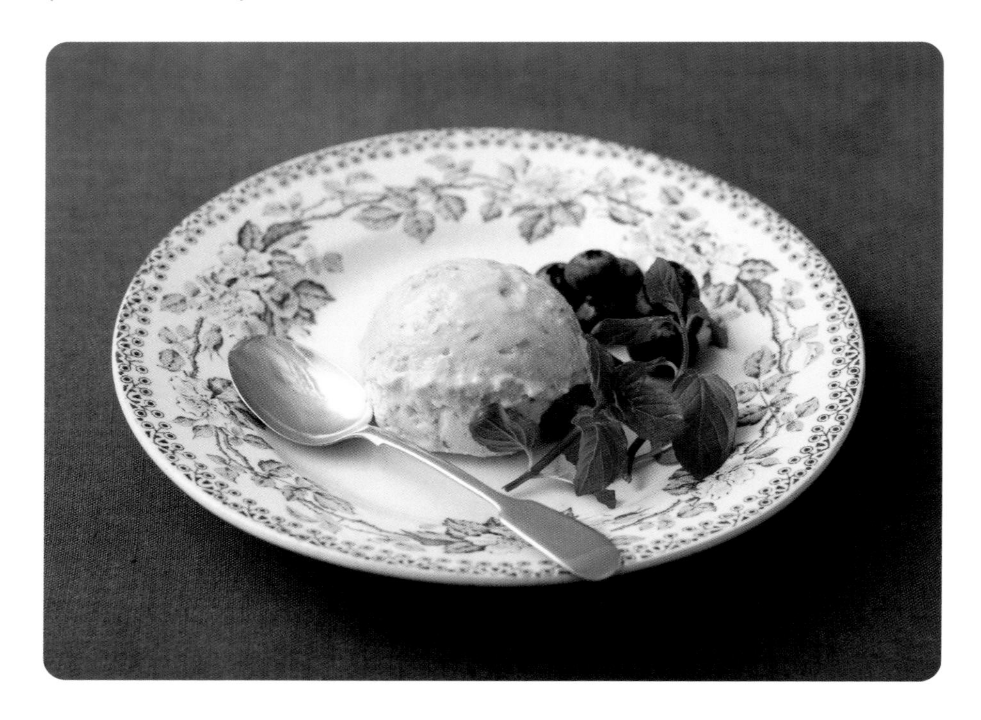

お豆腐ごまアイス

・ カロリー…167kcal | 糖質…2.3g ・

〔 作り方 〕

Step.1

すべての材料をチャック付きビニール袋に入れてよく混ぜる。

Step.2

チャック付きビニール袋に入れたまま冷凍庫で凍らせ、凍ったら柔らかくなるまでもみほぐして完成。

- POINT -

絹豆腐はキッチンペーパーに包み、電子レンジ600Wで2分加熱して、水切りしましょう。しっかり水切りするとより濃厚に仕上がります。カチカチに凍ってしまった場合は、レンジで10秒ほど加熱すると食べやすいです。

電子レンジで作れる！ 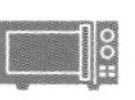

〔 材料（ディッシャー3〜4杯分）〕

絹豆腐…150g

練りごま…10g

顆粒自然甘味料…20g

すりごま…3g

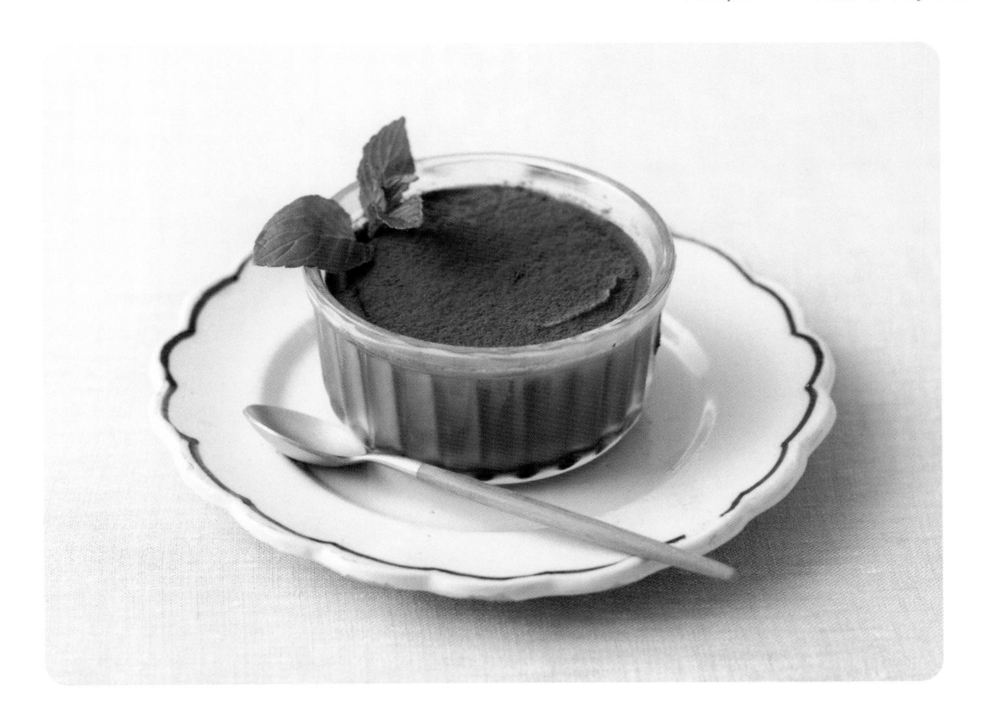

とろける豆乳チョコプリン

・カロリー…177kcal ｜ 糖質…13.7g・

〔 作り方 〕

Step.1

豆乳、高カカオチョコを容器に入れ、電子レンジ600Wで2分加熱する。

Step.2

①にその他の材料を加えてよく混ぜ、容器に移して冷蔵庫で冷やしたら完成。

- POINT -

甘党さんは、顆粒自然甘味料の量を多めにすると、甘さのバランスがとれるのでおすすめ。

電子レンジで作れる！ 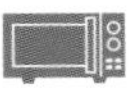

〔 材料（直径約8cmの型1個分）〕

豆乳…150ml

高カカオチョコ…2枚（10g）

無糖ココア…5g

顆粒自然甘味料…10g〜お好みで調整

ゼラチン…2g

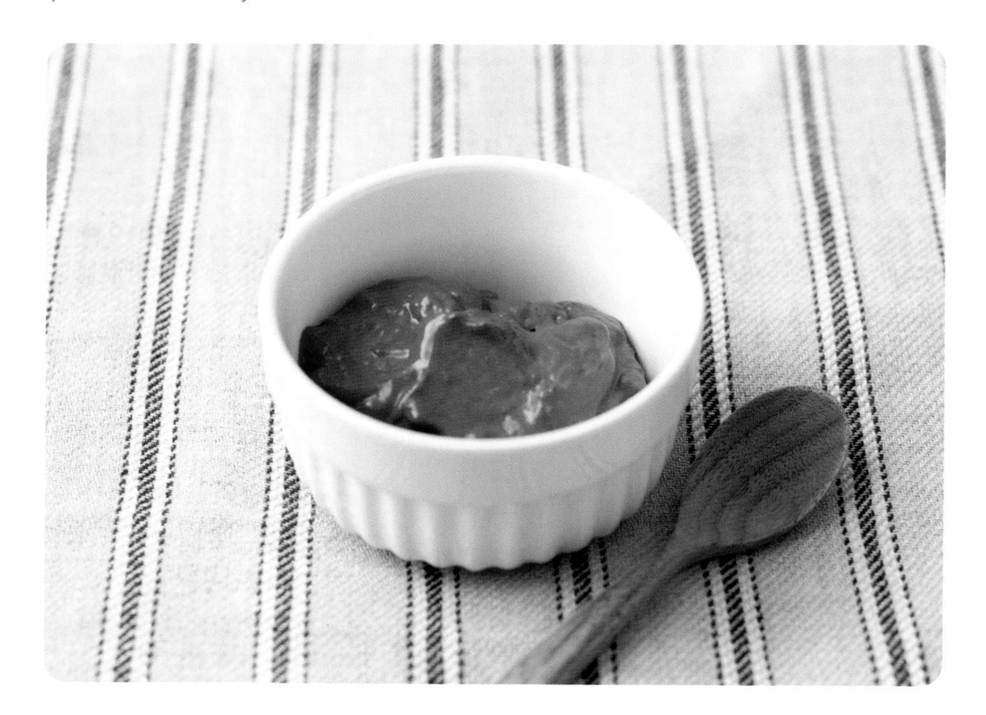

お豆腐チョコクリーム

・カロリー…151kcal | 糖質…4.0g・

〔作り方〕

Step.1

すべての材料をよく混ぜる。

Step.2

冷蔵庫で冷やしたら完成。

- POINT -

チャック付きのビニール袋に入れて、もみほぐして混ぜるのもおすすめ。ブレンダーやミキサーがある場合は、使うとより滑らかな仕上がりに。

〔材料(直径約7cmの容器1杯分)〕

絹豆腐…200g

顆粒自然甘味料…20g

無糖ココア…10g

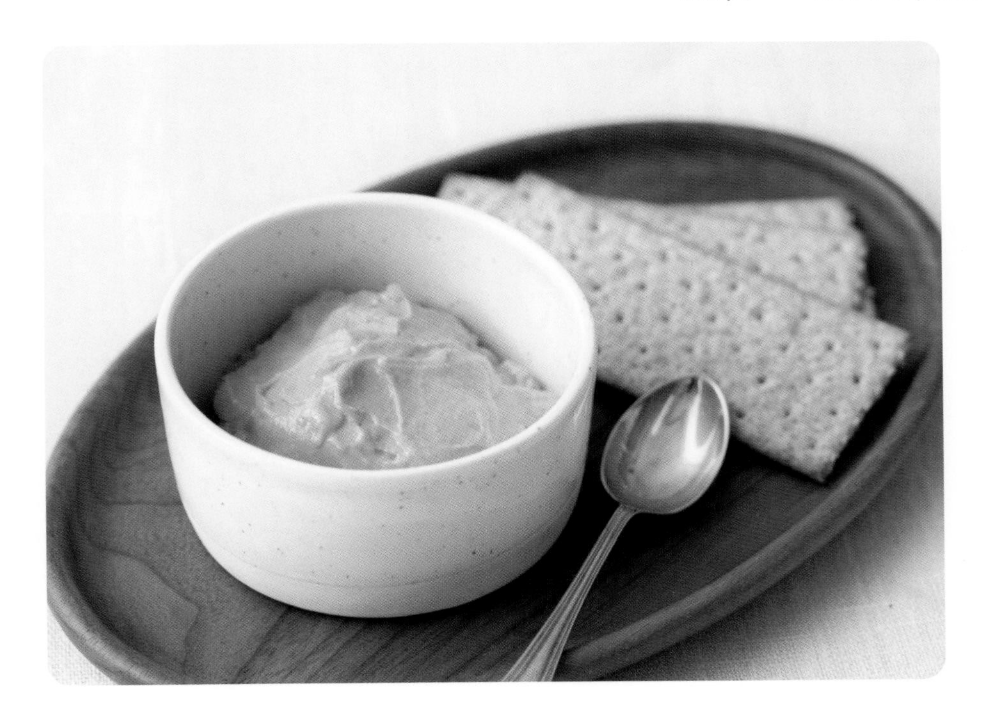

お豆腐きなこクリーム

・カロリー…180kcal | 糖質…3.8g・

〔 作り方 〕

Step.1

すべての材料をよく混ぜる。

Step.2

冷蔵庫で冷やしたら完成。

- POINT -

チャック付きのビニール袋に入れて、もみほぐして混ぜるのもおすすめ。ブレンダーやミキサーがある場合は、使うとより滑らかな仕上がりに。

〔 材料(直径約7cmの容器1杯分)〕

絹豆腐…200g

顆粒自然甘味料…20g

きなこ…15g

ギルティフリーな
その他材料のレシピ

Others

おからパウダー・オートミール・豆腐・豆乳をメインで使うレシピ以外にも、おすすめのやせスイーツをご紹介。バナナやナッツ、無糖のヨーグルト、味付け用のきなこやごま、ココアなどは家に常備しておくと、作るとき便利です。

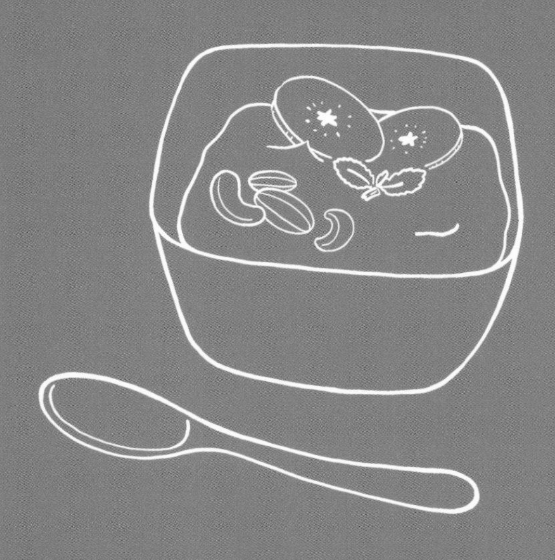

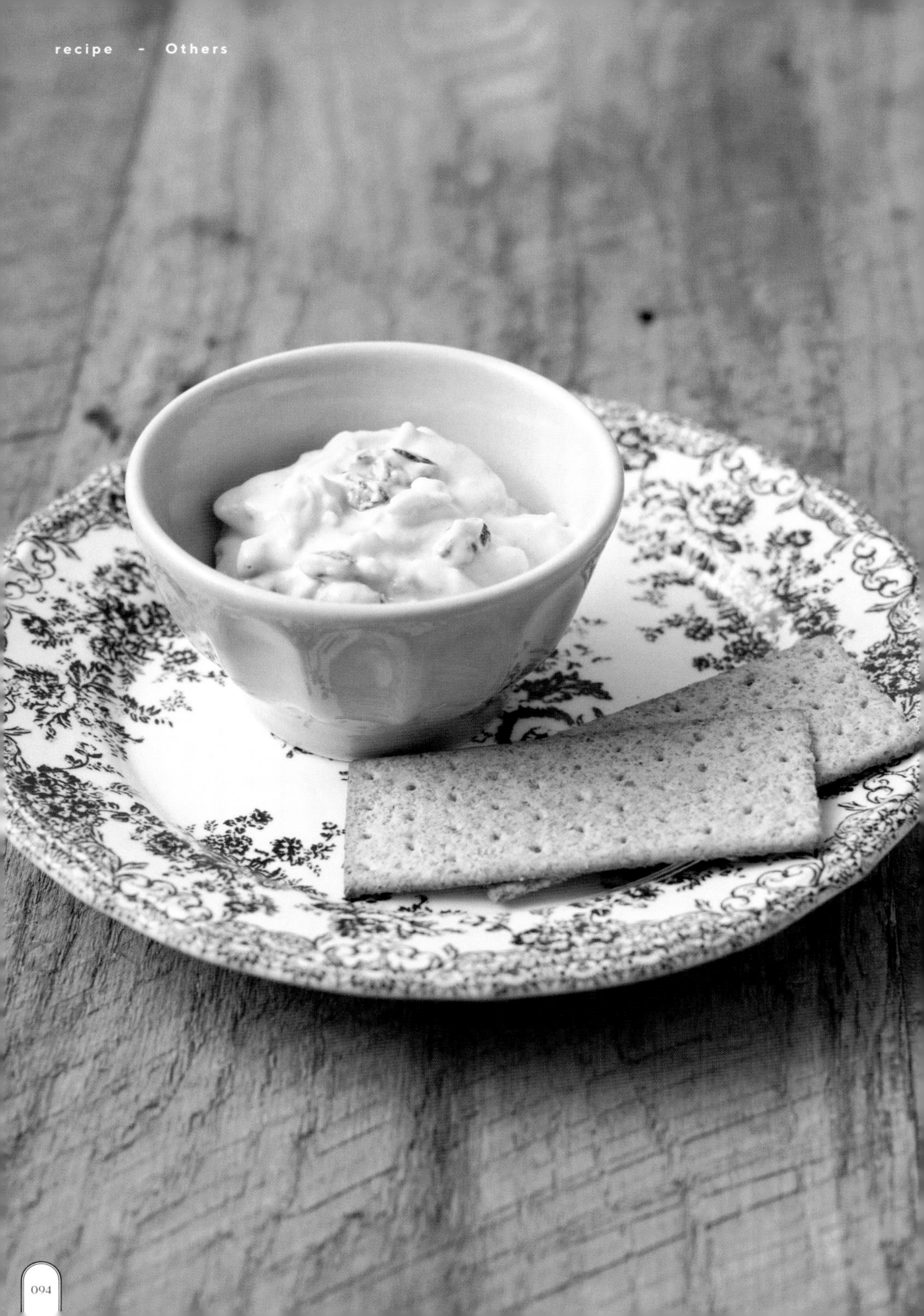

酒粕ラムレーズン風クリーム

・カロリー…196kcal ｜ 糖質…21.8g・

低糖質クラッカーやパンを食べるときに、付け合わせとして作りたいスイーツクリームです。ラムレーズン風の大人な味わいはやみつきに。

〔作り方〕

Step.1

すべての材料を軽く混ぜ、冷蔵庫で一晩寝かせる。

Step.2

冷蔵庫から取り出し、滑らかになるまでよく混ぜたら完成。

- POINT -

夏は冷凍して、ラムレーズン風のアイスにするのがおすすめのアレンジです。

〔材料（直径約10cmの容器1杯分）〕

無糖ヨーグルト…100g

酒粕…50g

顆粒自然甘味料…10g

レーズン…10g

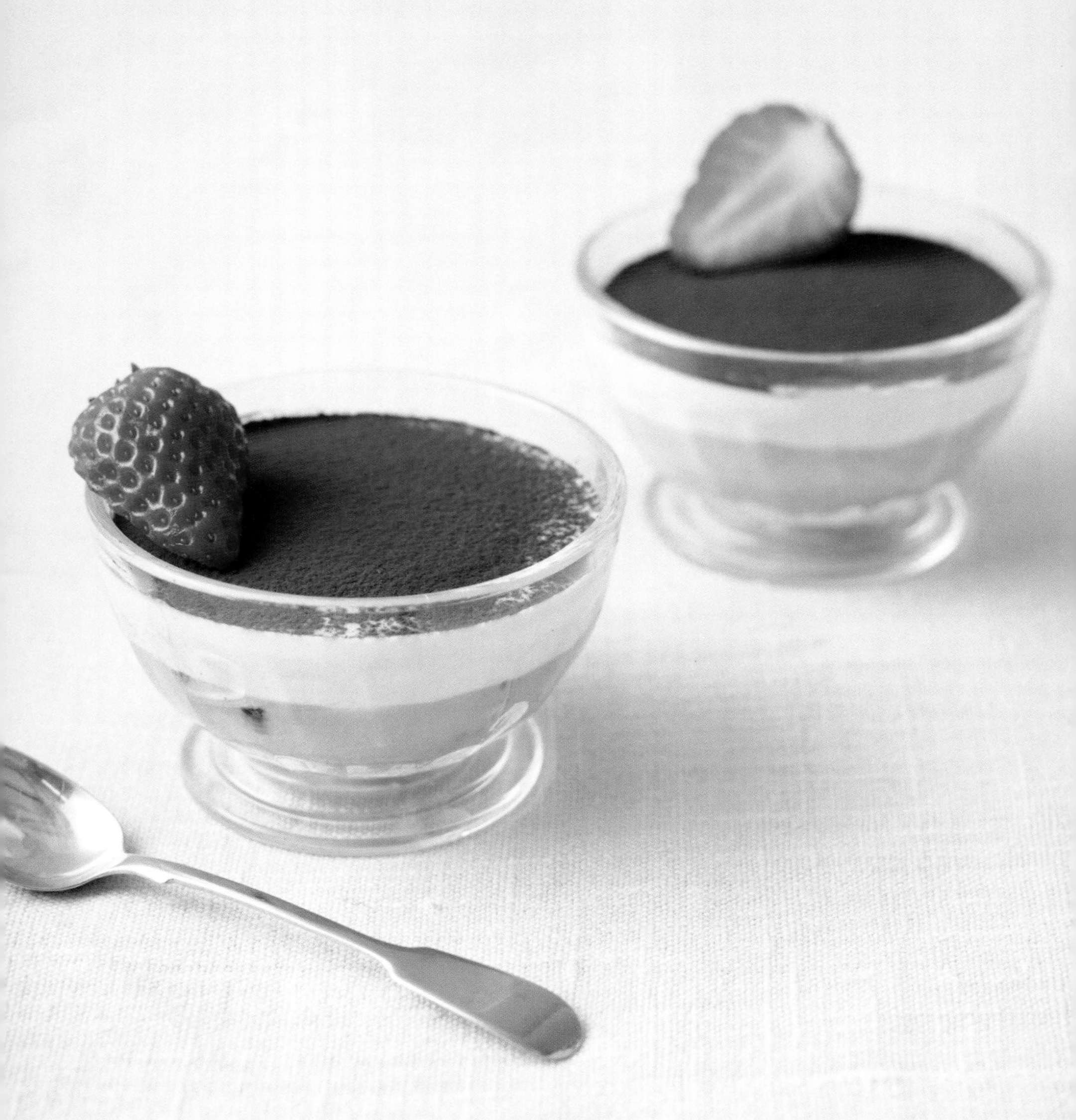

ティラミス風プリン

・ カロリー…193kcal ｜ 糖質…6.6g ・

最近は市販でも手に入る水切りヨーグルトがベースのヘルシーなティラミス風プリン。お気に入りのグラスに入れて、見た目もかわいく。

〔 作り方 〕

Step.1

牛乳、クリームチーズ、ゼラチンを電子レンジ600Wで1分加熱して溶かし、★以外の材料をすべて加えて混ぜる。

Step.2

グラスにインスタントコーヒー、①をスプーン山盛り1杯入れて軽く混ぜてから、その上に①をすべて加えて冷やす。 最後に無糖ココアを振りかけて完成。

電子レンジで作れる！ 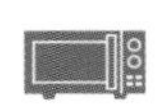

〔 材料（直径約8cmの型2個分）〕

無糖水切りヨーグルト…100g
牛乳…大さじ2
クリームチーズ…1個（約18g）
ゼラチン…1g
顆粒自然甘味料…20g
ラム酒…大さじ1
★インスタントコーヒー…小さじ1弱
★無糖ココア…お好みで調整

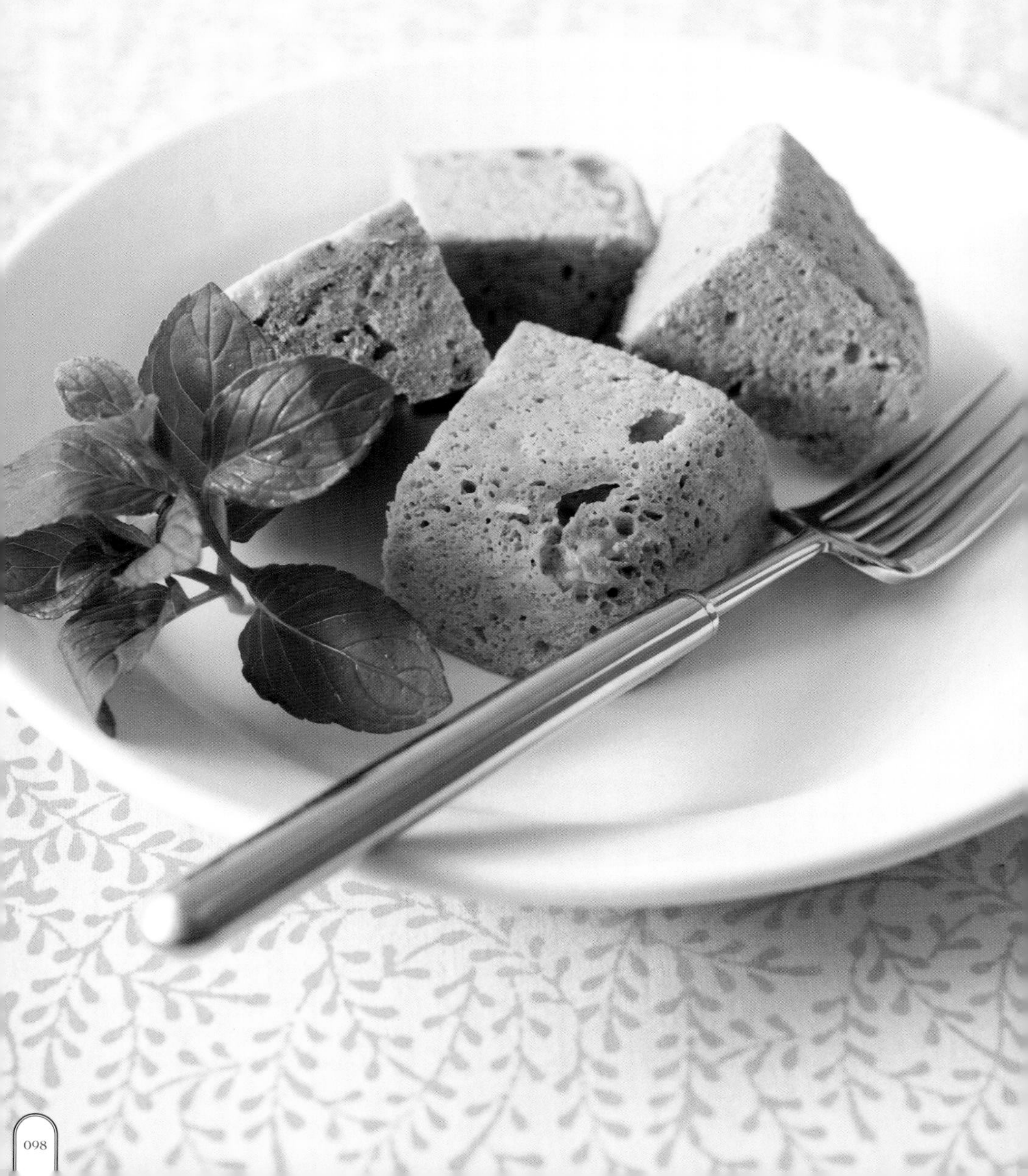

きなこバナナケーキ

・カロリー…254kcal | 糖質…23.7g・

おから蒸しパンに似ているけれど、バナナ・きなこ・卵しか使わないシンプルなケーキ。甘味料を入れなくてもほんのり甘くて食べやすい。

〔 作り方 〕

Step.1

バナナを潰し、すべての材料を加えてよく混ぜる。

Step.2

容器に入れて電子レンジ600Wで3分加熱したら完成。

電子レンジで作れる！ 

〔 材料（10cm角の型1個分）〕

バナナ…1本（約100g）

きなこ…20g

卵…1個

やせたいけど
夏は毎日アイス食べたい？

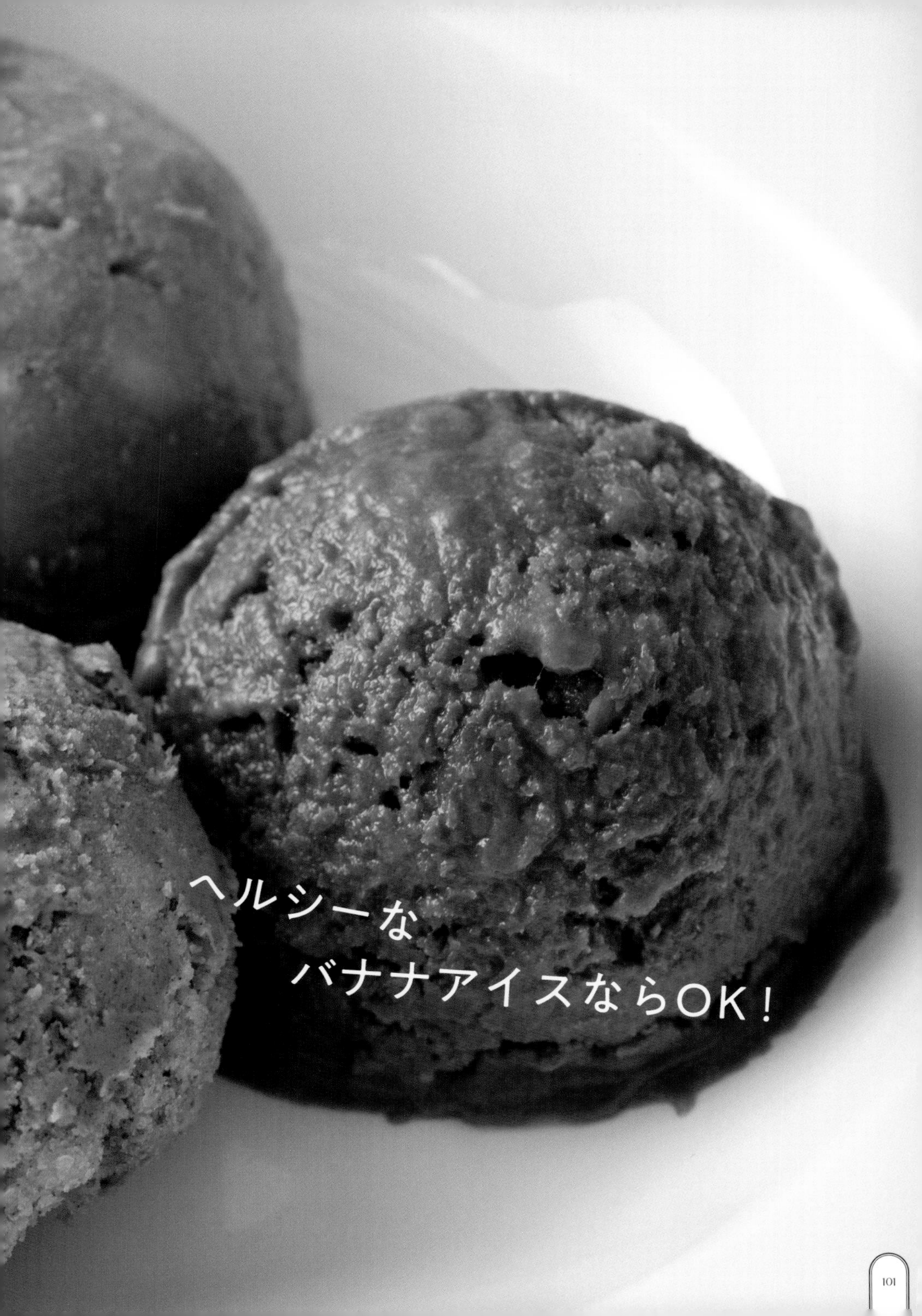
ヘルシーな
バナナアイスならOK！

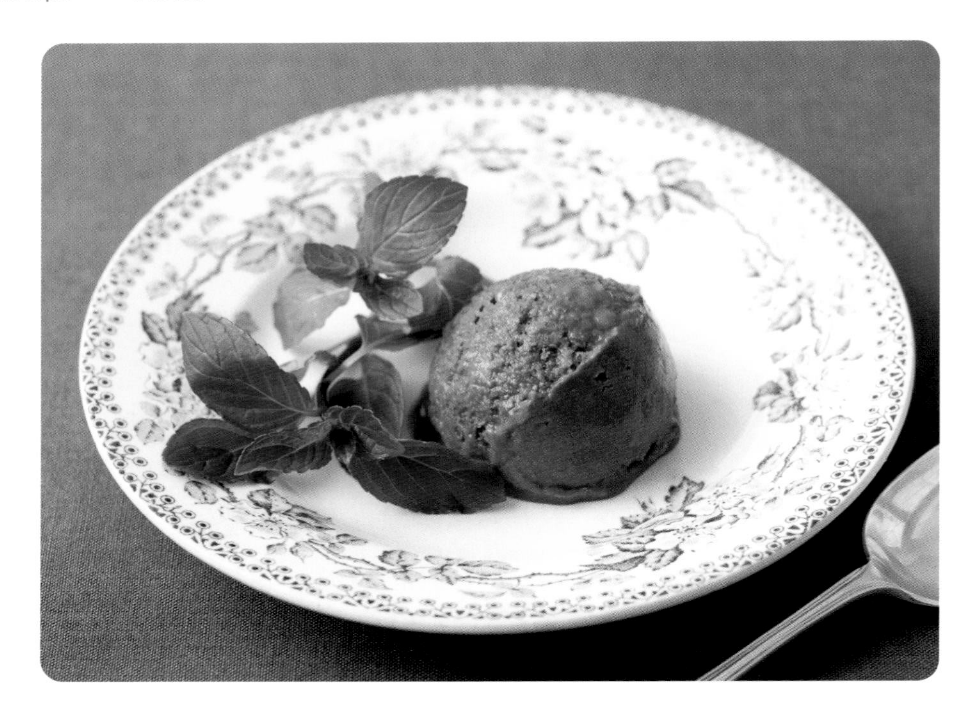

バナナアイス（チョコバナナ）

・カロリー…148kcal ｜ 糖質…25.1g ・

〔 作り方 〕

Step.1

すべての材料をチャック付きビニール袋に入れてよくもむ。

Step.2

チャック付きビニール袋に入れたまま冷凍庫で凍らせ、凍ったら滑らかになるまでもみほぐして完成。

- POINT -

カチカチに凍ってしまった場合は、レンジで10秒ほど加熱すると食べやすいです。

〔 材料（ディッシャー3〜4杯分）〕

バナナ…1本（約100g）
無糖ココア…7g
無糖ヨーグルト…50g
顆粒自然甘味料…お好みで少々

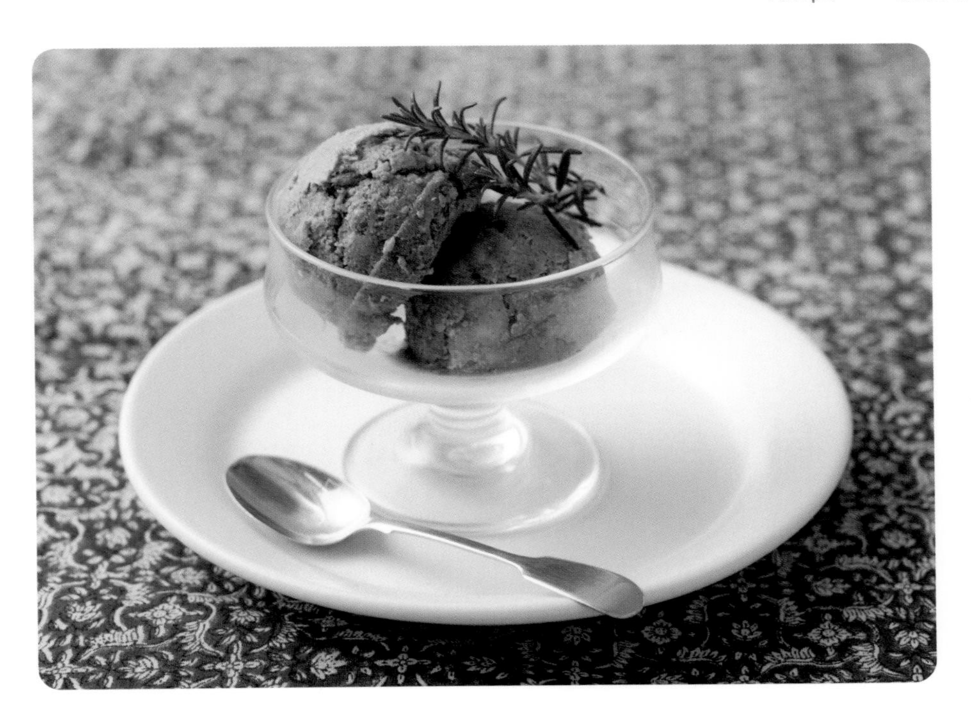

バナナアイス（黒ごまバナナ）

・カロリー…186kcal ｜ 糖質…24.3g・

〔 作り方 〕

Step.1

すべての材料をチャック付きビニール袋に入れてよくもむ。

Step.2

チャック付きビニール袋に入れたまま冷凍庫で凍らせ、凍ったら滑らかになるまでもみほぐして完成。

- POINT -

カチカチに凍ってしまった場合は、レンジで10秒ほど加熱すると食べやすいです。

〔 材料（ディッシャー3〜4杯分）〕

バナナ…1本(約100g)

無糖ヨーグルト…50g

黒練りごま…10g〜お好みで調整

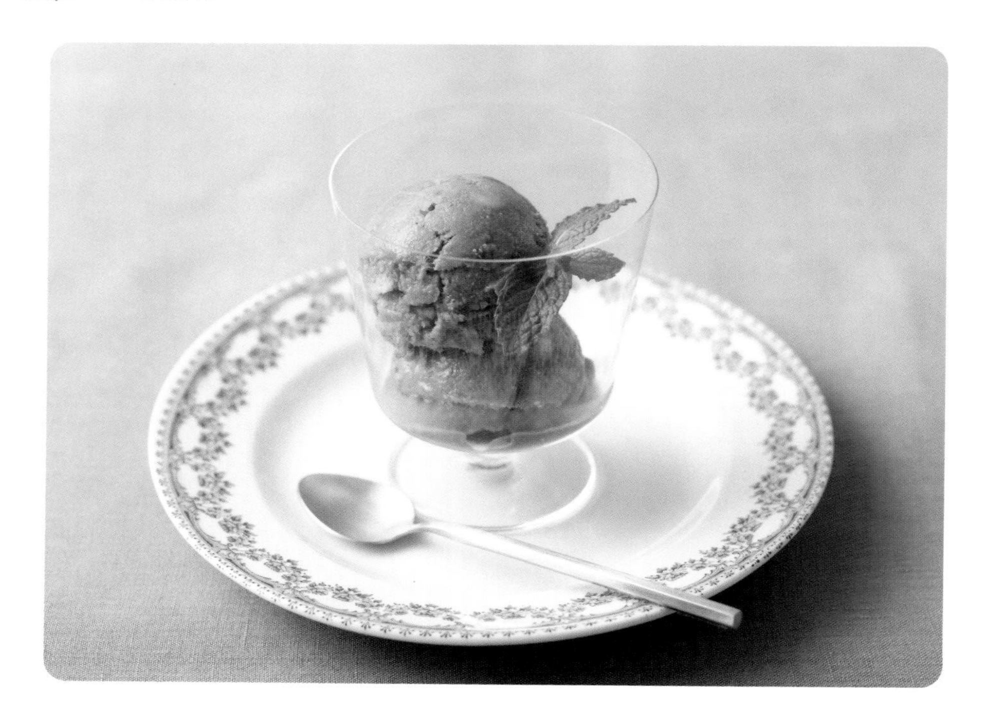

バナナアイス（コーヒーバナナ）

・カロリー…127kcal ｜ 糖質…25.0g・

〔 作り方 〕

Step.1

★の材料を混ぜ、電子レンジ600Wで30秒加熱して溶かし、バナナ、無糖ヨーグルトを加えてチャック付きビニール袋に入れてよく混ぜる。

Step.2

チャック付きビニール袋に入れたまま冷凍庫で凍らせ、凍ったら滑らかになるまでもみほぐして完成。

- POINT -

カチカチに凍ってしまった場合は、レンジで10秒ほど加熱すると食べやすいです。

電子レンジで作れる！ 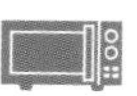

〔 材料（ディッシャー3〜4杯分）〕

バナナ…1本（約100g）
無糖ヨーグルト…50g
★インスタントコーヒー…2g
★顆粒自然甘味料…8g
★水…10ml

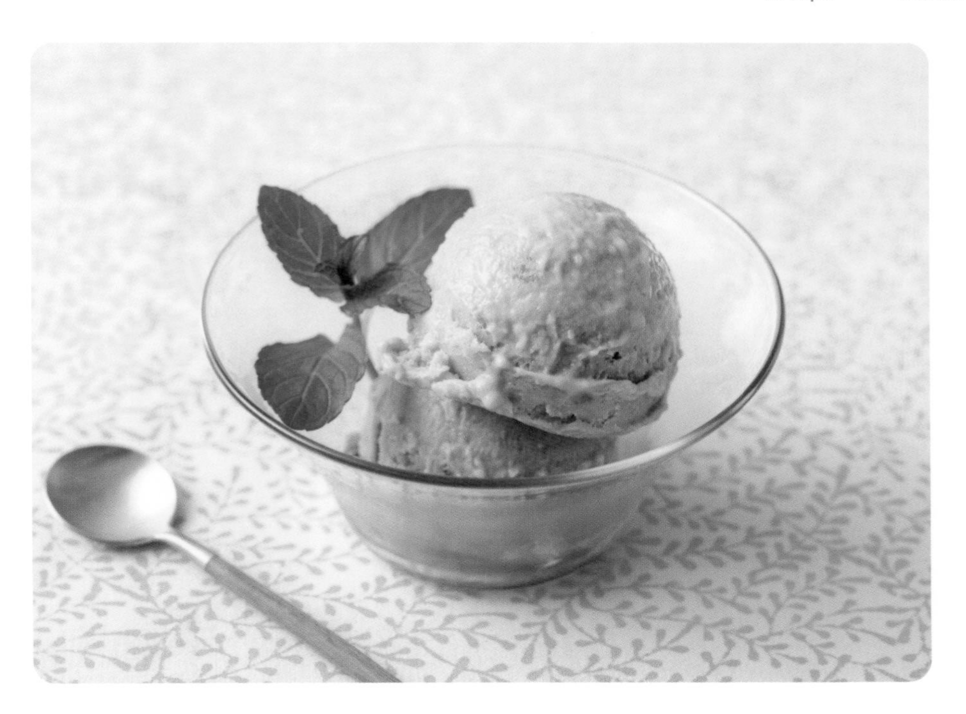

バナナアイス（プロテインバナナ）

・カロリー…281kcal ｜ 糖質…36.8g ・

〔 作り方 〕

Step.1

すべての材料をチャック付きビニール袋に入れもみほぐす。

Step.2

チャック付きビニール袋に入れたまま冷凍庫で凍らせ、凍ったら滑らかになるまでもみほぐして完成。

- POINT -

カチカチに凍ってしまった場合は、レンジで10秒ほど加熱すると食べやすいです。

〔 材料（ディッシャー3〜4杯分）〕

バナナ…1.5本（約150g）

プロテイン…20g

無糖ヨーグルト…50g

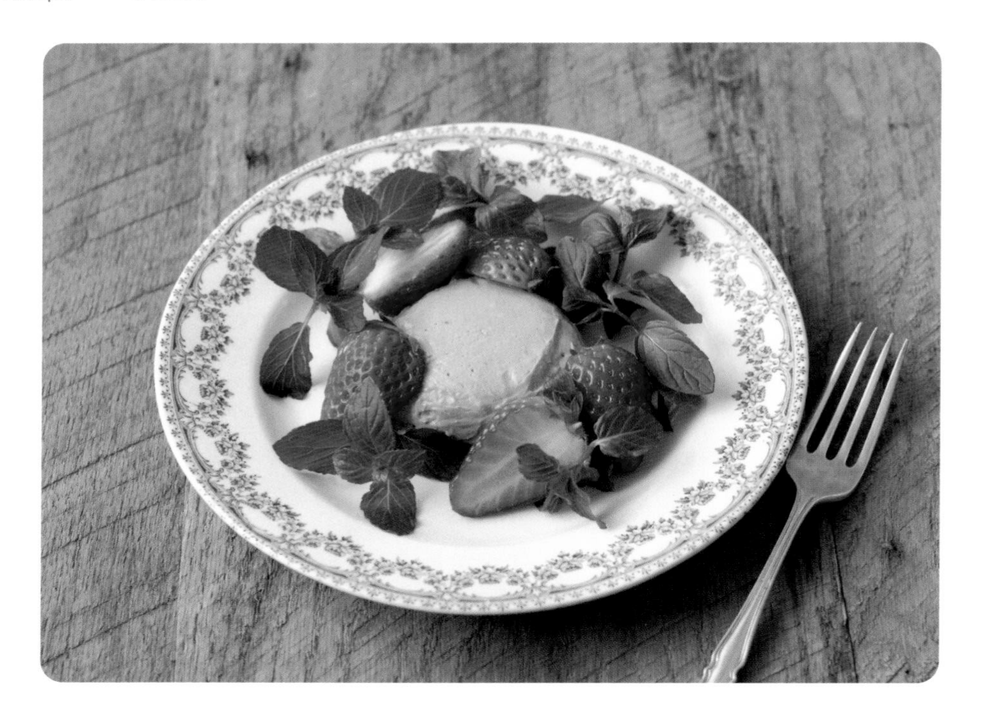

濃厚カフェモカギリシャヨーグルト

・ カロリー…90kcal ｜ 糖質…8.5g ・

〔 作り方 〕

Step.1

すべての材料をよく混ぜたら、マグカップにコーヒードリッパー、コーヒーフィルターをのせて、流し込む。

Step.2

ラップをして冷蔵庫に一晩入れ、水切りをしたら完成。

- POINT -

コーヒードリッパーがない場合は、ボウルの上にザル、クッキングペーパーを敷いて代用できます。しっかり水切りすることでより濃厚に。

〔 材料（直径約8cm1個分）〕

無糖ヨーグルト…150g

インスタントコーヒー…2g

顆粒自然甘味料…20g〜お好みで調整

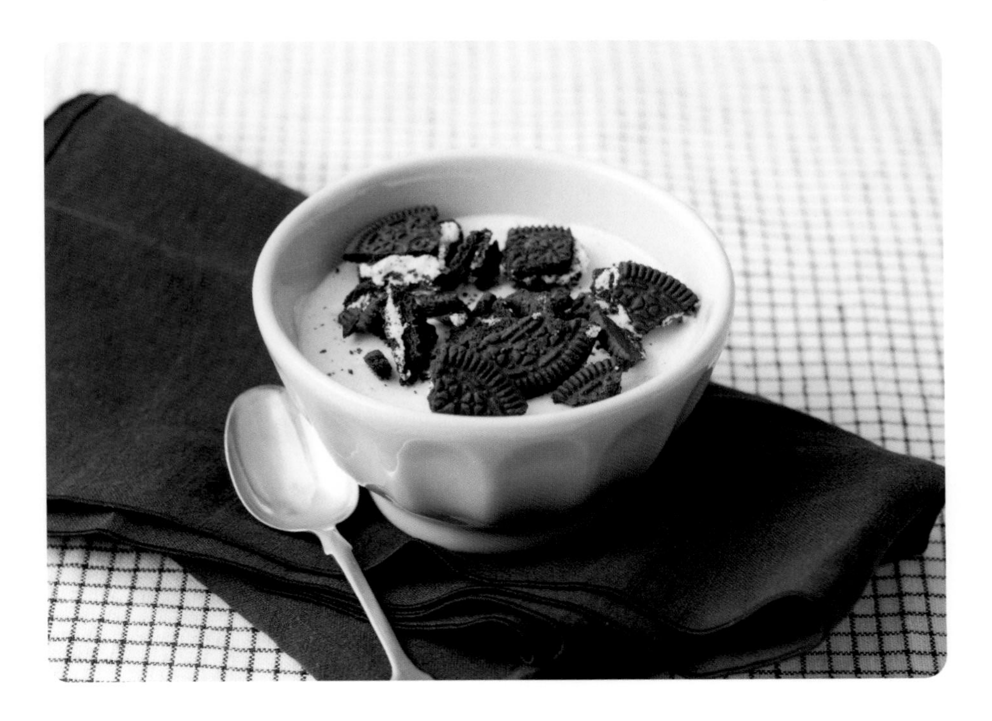

クッキー&クリーム風プリン

・カロリー…137kcal ｜ 糖質…9.6g・

〔作り方〕

Step.1

★の材料を合わせ、電子レンジ600Wで30秒加熱して混ぜる。

Step.2

クッキー以外のすべての材料をよく混ぜて容器に移し、冷蔵庫で冷やす。固まったら、上にクッキーを軽く砕いてトッピングして完成。

- POINT -

クッキーはコンビニやスーパーにも売っている低糖質タイプを使用すると、よりヘルシーになるのでおすすめです。

電子レンジで作れる！ 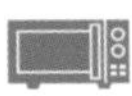

〔材料（直径約8cmの容器1個分）〕

無糖水切りヨーグルト…100g
★牛乳…大さじ2
★ゼラチン…2g
★顆粒自然甘味料…15g
ココアクッキー…10g〜お好みで調整

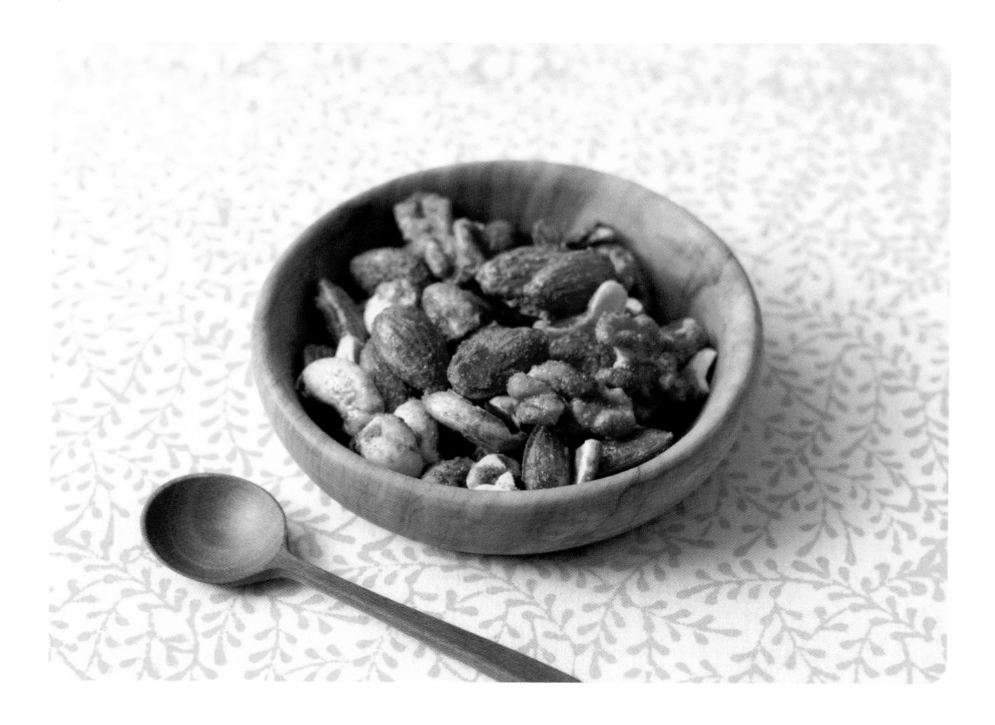

シナモンナッツ

・カロリー…337kcal ｜ 糖質…4.9g・

〔 作り方 〕

Step.1

水、顆粒自然甘味料をフライパンに入れて中火で30秒ほど加熱し、顆粒自然甘味料が溶けたらナッツを加える。

Step.2

ナッツに液が絡んできたら火を止め、シナモンパウダーを加えて混ぜる。冷えて固まってきたら完成。

- POINT -

溶けた顆粒自然甘味料が冷めて固まるまで、全体をしっかり混ぜると、ナッツに味が付きます。

フライパンで作れる！

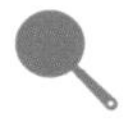

〔 材料（約15cmの平皿1皿分）〕

素焼きナッツ…50g

顆粒自然甘味料…15g

水…小さじ1/2

シナモンパウダー…小さじ1

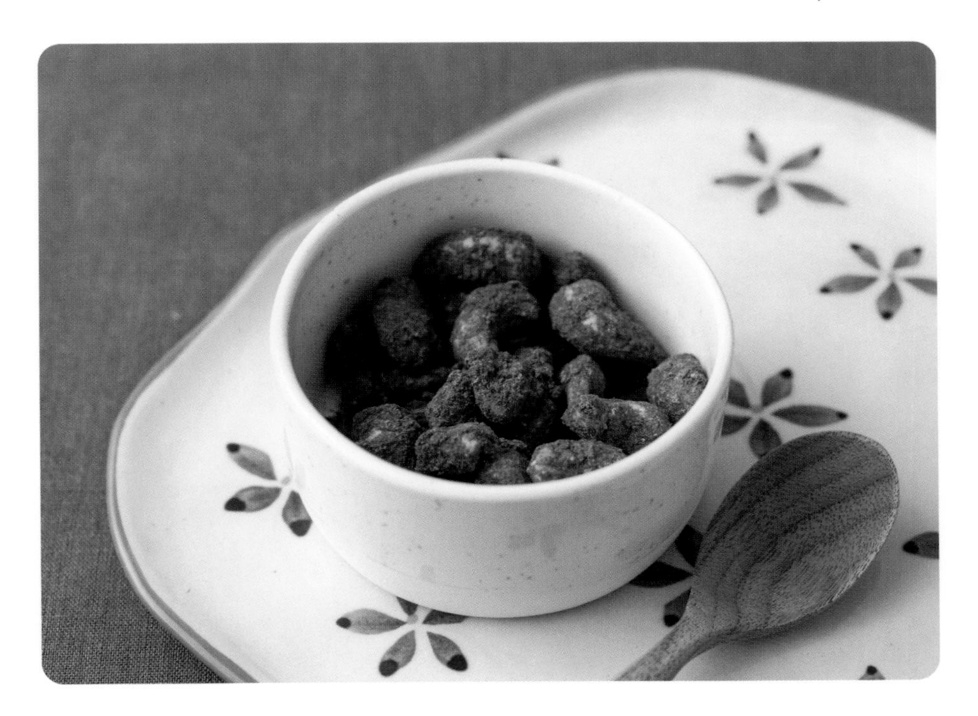

ココアナッツ

・カロリー…276kcal ｜ 糖質…3.6g・

〔作り方〕

Step.1

水、顆粒自然甘味料をフライパンに入れて中火で30秒ほど加熱し、顆粒自然甘味料が溶けたらナッツを加える。

Step.2

ナッツに液が絡んできたら火を止め、無糖ココアを加えてよく混ぜる。冷えて固まってきたら完成。

- POINT -

溶けた顆粒自然甘味料が冷めて固まるまで、全体をしっかり混ぜると、ナッツに味が付きます。

フライパンで作れる！ 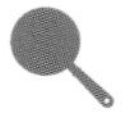

〔材料（約7cmの容器1杯分）〕

素焼きナッツ…40g

顆粒自然甘味料…15g

水…小さじ1/2

無糖ココア…大さじ1/2

＼ 週末はパパッと作り置きしよう! ／

やせスイーツの保存方法

「毎日のおやつにしたいけれど、平日は忙しくてなかなか作れない……」
という方でも大丈夫。やせスイーツを週末に作り置きして、
いつでもおいしく食べられる保存方法をご紹介！

マフィン・スコーン・パン類

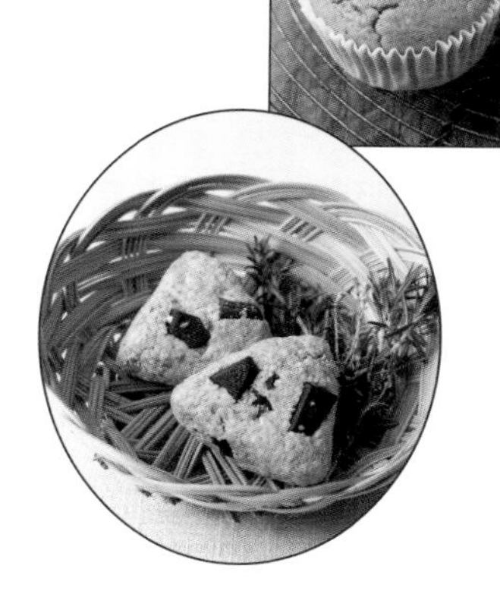

保存方法

マフィン・スコーン・パンなどは粗熱をとってからラップで包んで冷蔵庫か、冷凍庫に入れてください。冷蔵の場合は２～３日、冷凍の場合は５日ほどで食べ切るようにしましょう。

食べるとき

冷蔵：冷蔵庫から取り出し、レンジで軽く温める。冷たいままでもしっとりとしていておいしく食べられます。
冷凍：凍ったまま電子レンジ600Wで１分ほど温める。

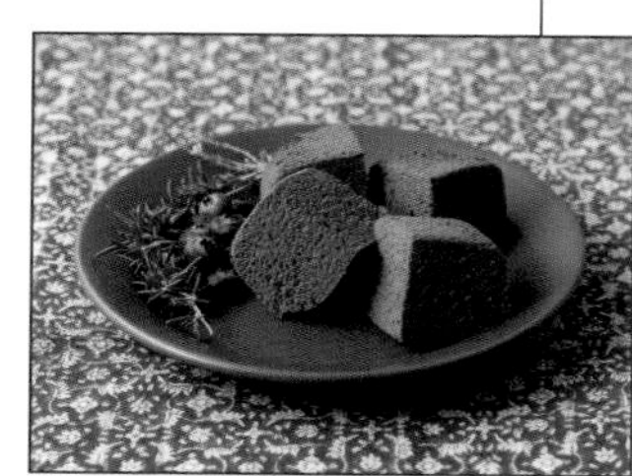

気をつけること

必ず粗熱をとってから冷蔵・冷凍保存をするようにしてください。バナナなどの生のフルーツを使用しているものは、なるべく早めに食べ切るようにしましょう。

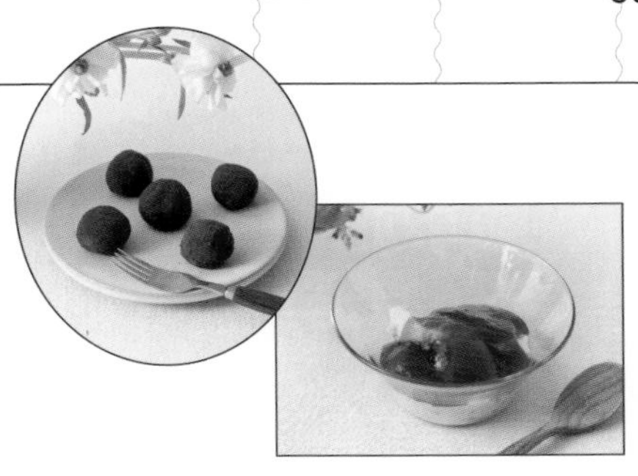

お豆腐のスイーツ

保存方法

お豆腐系は器にラップをして冷蔵庫に入れてください。2〜3日ほどで食べ切るようにしましょう。

食べるとき

ラップを外して、ひんやり冷たいままでもおいしく食べられます。冷蔵庫から取り出した後は、なるべく早めに食べ切るようにしましょう。

気をつけること

お豆腐を使用したスイーツは、冷凍すると水分が多く出てしまい、解凍したときに水っぽくなってしまうので冷凍保存はNGです。

クッキー・ナッツ類

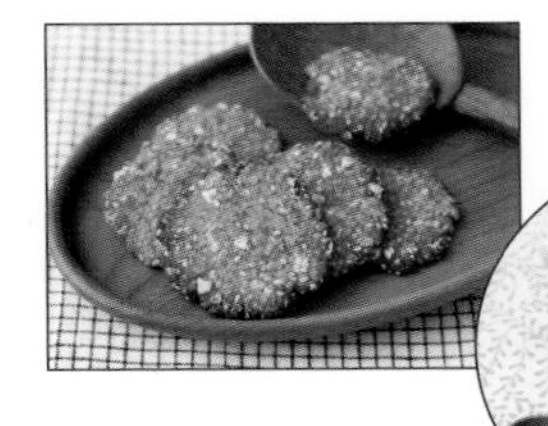

保存方法

粗熱をとってからチャック付きの袋に入れるか、蓋付きの容器に入れて常温で保存してください。5〜6日ほどで食べ切るようにしましょう。

食べるとき

保存容器から取り出して、そのまま食べてOKです。クッキーは焼きたてはしっとり、冷めるとサクサク食感を楽しめます。

気をつけること

ビニール袋に入れた後は高温多湿の場所、直射日光が当たる場所は避けて保存してください。

作ってからすぐ食べた方がいいもの

p30〜31の「ライスペーパーイチゴ大福」や、p50〜51の「クレープ」は、冷やすと生地が固くなってしまうので、作ったらすぐに食べ切るようにしましょう。

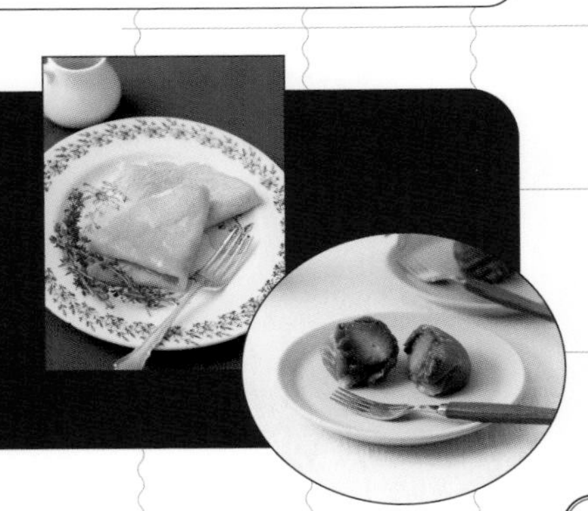

お食事系のレシピ

Food

甘いものは大好きだけど、たまにはしょっぱい味わいも食べられたら最高。そんなわがままを叶えてくれる、お食事系のレシピをご紹介します。甘いものを食べる気分ではないときのおやつやごはんにぜひ作ってみてください。

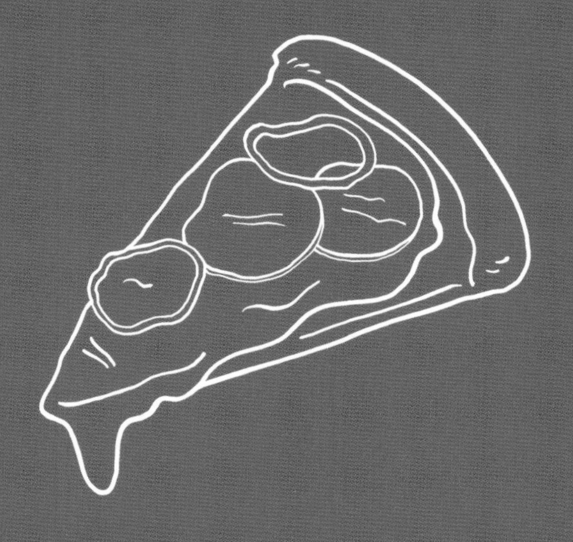

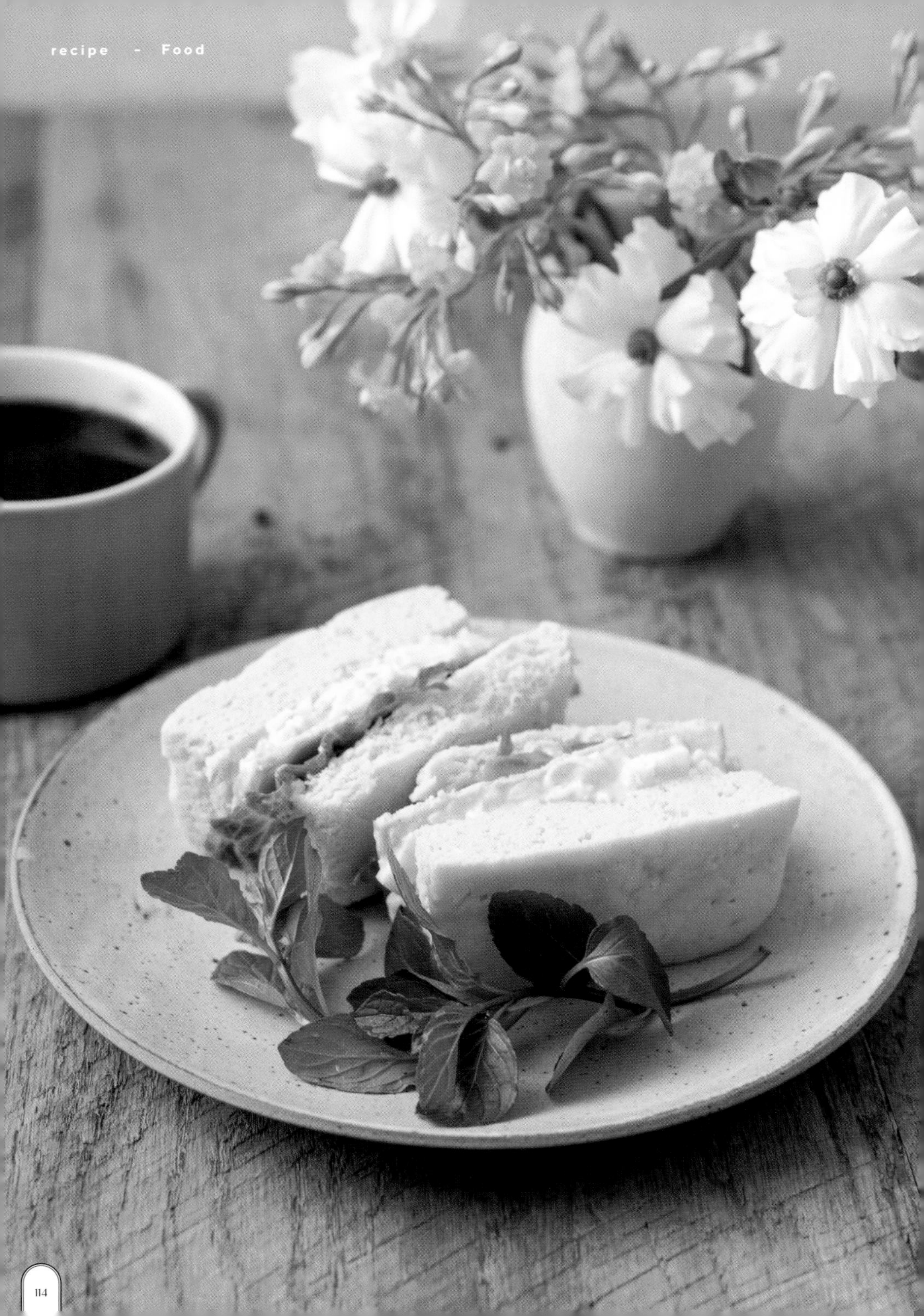

おから蒸しパン サンドイッチ

・ カロリー…286kcal ｜ 糖質…2.2g ・

基本のおから蒸しパン（プレーン）はシンプルな味わいなのでサンドイッチにも最適。一般的なパンより腹持ちがいいヘルシーメニュー。

〔 作り方 〕

Step.1

おから蒸しパンを作る。

Step.2

ハム、チーズ、卵など、お好みの具材をサンドする。

- POINT -

お食事系の場合は、おから蒸しパンに入れる顆粒自然甘味料の量を通常の半量程度にするのがおすすめ。無糖水切りヨーグルトやフルーツなどでフルーツサンド風にしてもおいしいです。

電子レンジで作れる！ 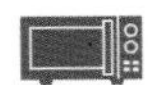

〔 材料（10cm角のサンド1個分）〕

おから蒸しパン（プレーン）（→p18）
お好みの具材

※記載したカロリーと糖質量は卵サラダ、ハム、レタスを挟んだ場合の値です。

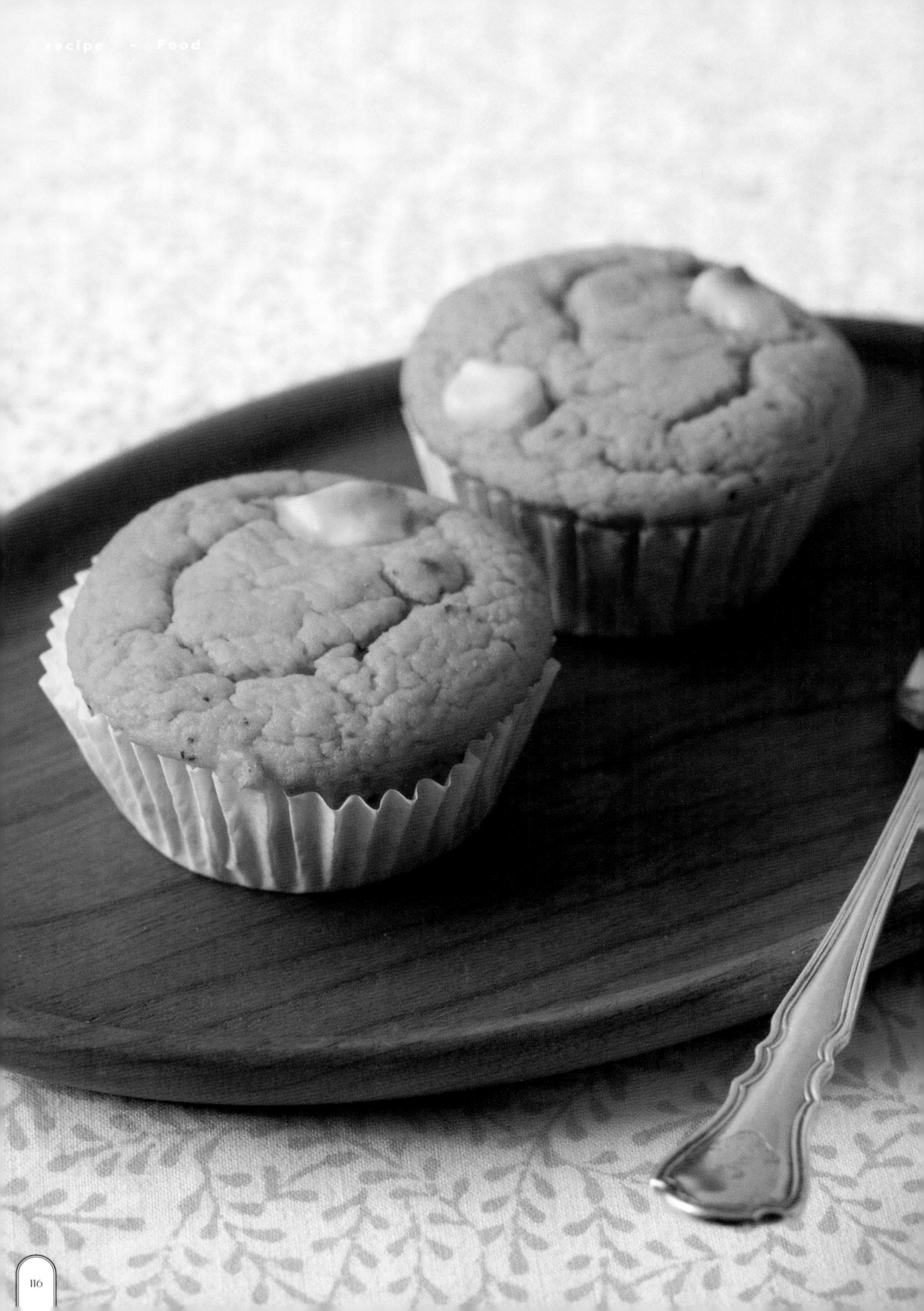

トマトチーズマフィン

・ カロリー…286kcal ｜ 糖質…4.6g ・

プレーンマフィンはトッピングや味付けを変えるだけでお食事風アレンジに。トマトジュースとチーズの組み合わせは相性抜群でヘルシー。

〔 作り方 〕

Step.1

ベビーチーズは 1cm 角にカットし、すべての材料をよく混ぜる。

Step.2

マフィン型に移し、180℃に予熱したオーブンで15分焼いたら完成。

オーブンで作れる！

〔 材料（直径5cmのマフィン型3個分）〕

おからパウダー…20g
卵…1個
トマトジュース…70ml
ベビーチーズ…3個
乾燥バジル…小さじ1
塩…少々
ベーキングパウダー…2g

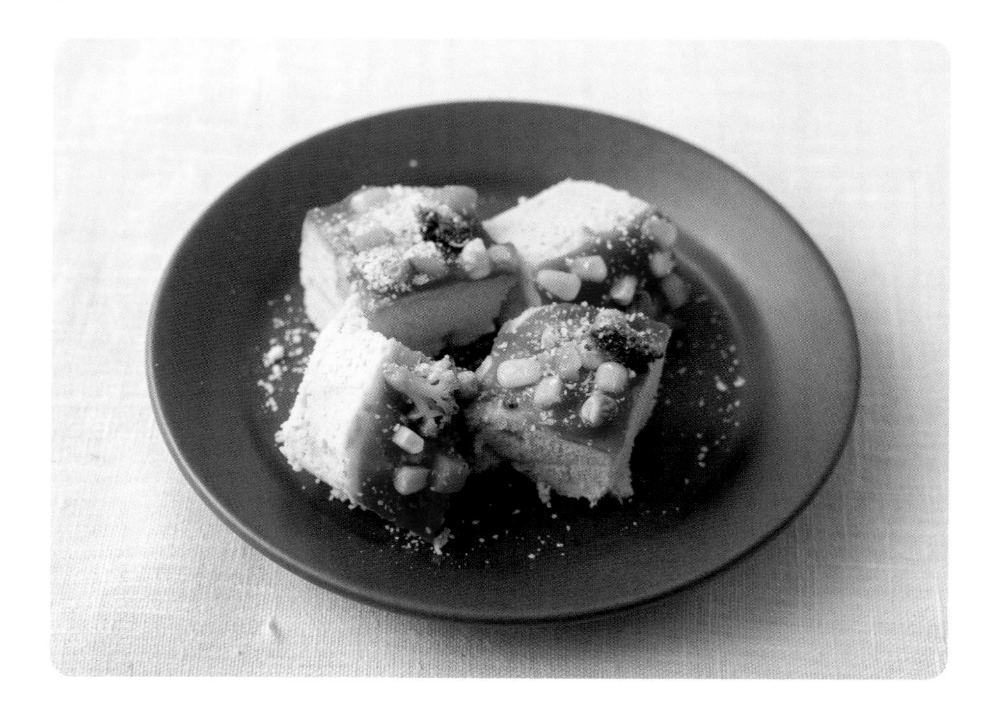

ピザ風蒸しパン

・カロリー…197kcal | 糖質…5.1g・

〔作り方〕

Step.1

★以外のすべての材料をよく混ぜる。

Step.2

容器に移し、電子レンジ600Wで1分半。★のトッピングをして、さらに1分ほど加熱したら完成。

電子レンジで作れる！ 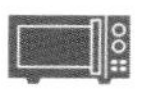

〔材料（10cm角の型1個分）〕

おからパウダー…15g

卵…1個

顆粒自然甘味料…5g

ベーキングパウダー…2g

水…50ml

★ミックスベジタブル…お好みの量

★ケチャップ…お好みの量

★ピザチーズ…お好みの量

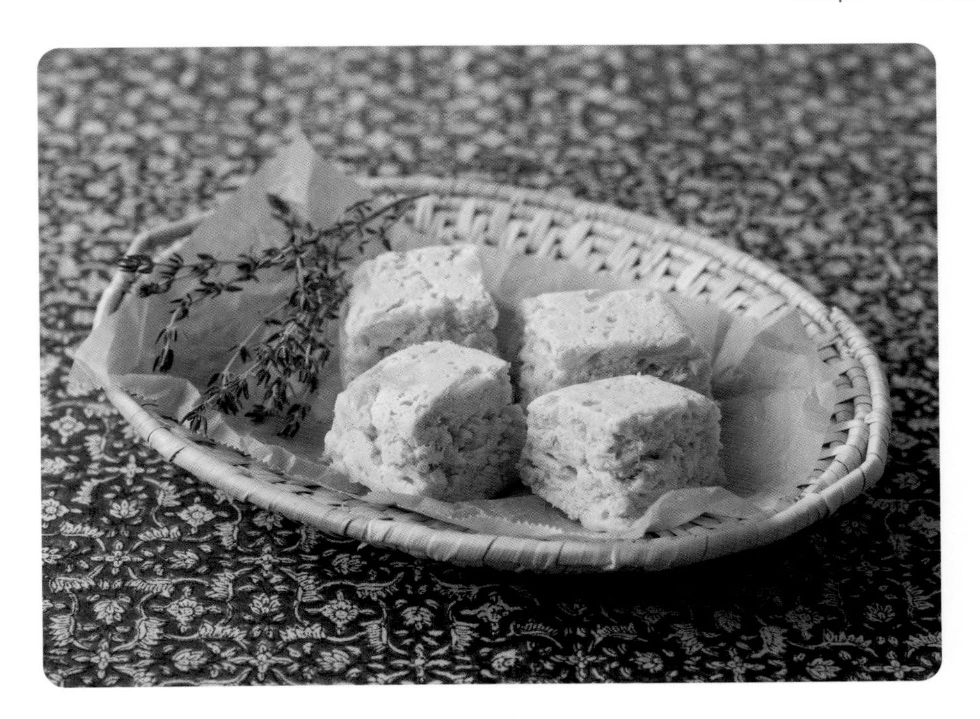

ツナチーズ蒸しパン

・カロリー…244kcal ｜ 糖質…5.6g・

〔作り方〕

Step.1

玉ねぎをスライスして、電子レンジ600Wで1分ほど加熱しておく。ツナ缶は水を切る。

Step.2

①とその他の材料をすべて混ぜ、容器に移して電子レンジ600Wで3分加熱したら完成。

電子レンジで作れる！ 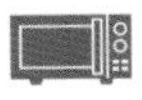

〔材料（10cm角の型1個分）〕

おからパウダー…20g

卵…1個

玉ねぎ…1/4個

ツナ水煮缶…1缶（60g）

水…30ml

ピザチーズ…15g〜お好みで調整

塩…少々

ベーキングパウダー…2g

ブラックペッパー…お好みの量

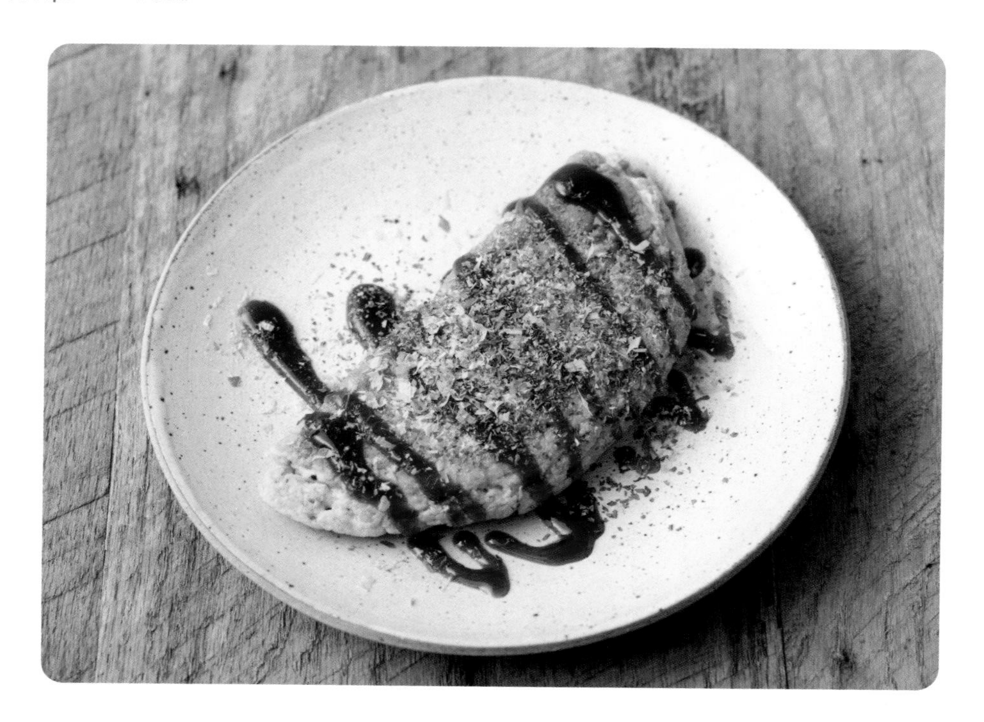

納豆お豆腐お好み焼き

・カロリー…245kcal ｜ 糖質…10.2g・

〔作り方〕

Step.1

★以外のすべての材料をよく混ぜる。

Step.2

フライパンで両面焼き、★のソースとトッピングをして完成。

フライパンで作れる！ 

〔材料（半月形1枚分）〕

おからパウダー…5g

絹豆腐…50g

卵…1個

千切りキャベツ…1枚分ほど

納豆…1パック（付属のたれも）

★お好み焼きソース

★お好みのトッピング

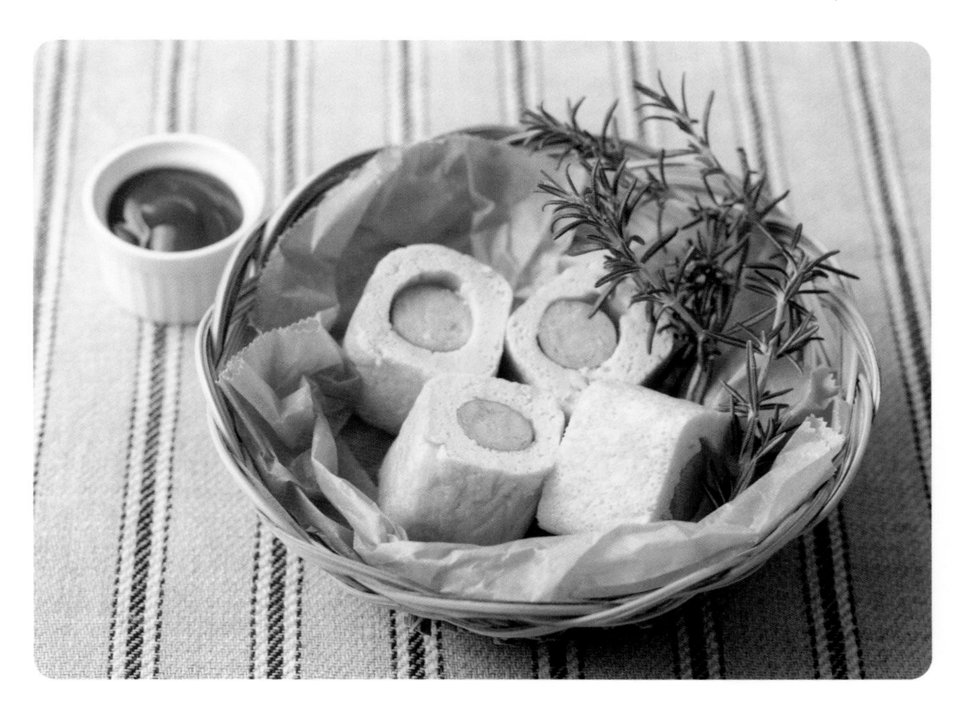

フライパンアメリカンドッグ

・ カロリー…179kcal ｜ 糖質…1.7g ・

〔 作り方 〕

Step.1

★以外のすべての材料を混ぜる。

Step.2

フライパンに①の生地を流し込む。一度蓋をして 2 ～ 3 分、表面がふつふつしてきたらウインナーをのせて巻いていく。カットし、お好みでケチャップを添えたら完成。

- POINT -

ウインナーはあらかじめ軽く焼くか電子レンジで加熱しておくと中まで火が通りやすいです。

フライパンで作れる！

〔 材料（長さ約2cm3～4個分）〕

おからパウダー…15g
卵…1個
顆粒自然甘味料…20g
水…50ml
ベーキングパウダー…2g
★ウインナー…お好みで
★お好みでケチャップ

＼ スイーツを食べてもやせる ／

1DAY 食事レポート

やせスイーツはどのタイミングでどれくらい食べたらいい？
私が1日に食べている食事メニュー例をご紹介！

Q1 1日にどれくらい食べてる？

スイーツはだいたい朝に作り、ランチにしたりおやつにしたり。夜は炭水化物は控えめにして、代わりにやせスイーツを食べることも多いです。ヘルシーだけど我慢しすぎない量を心掛けています。

Breakfast

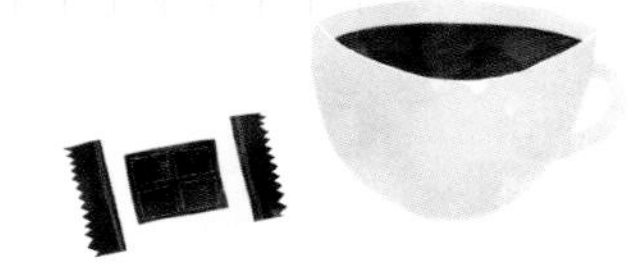

ブラックコーヒー1杯、ダークチョコレート1～2枚

平日の朝も休日の朝もまずはコーヒーを1杯。昼前に小腹が空いたときは、高カカオのダークチョコレートを1～2個食べます。

Lunch

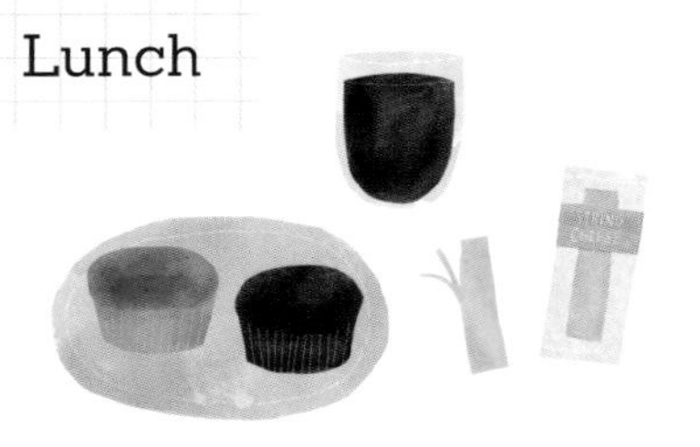

青汁、ストリングチーズ、
低糖質のパンや朝作ったマフィン

出社するときはなるべく低糖質のサクッとランチが多いです。家にいるときは朝作ったマフィンや蒸しパンを食べることも。

Sweets time

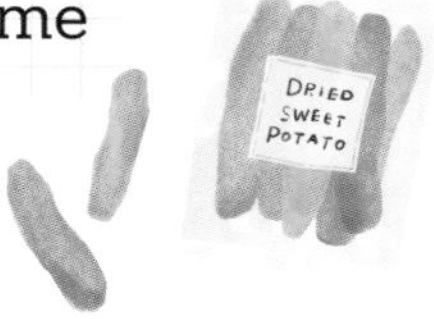

小さめの干し芋1枚

平日、仕事の合間に食べるのはカロリー控えめの市販のおやつ。腹持ちのいい干し芋やデーツなどを常備しています。

Dinner

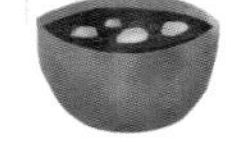
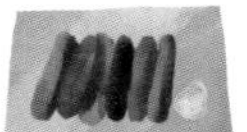
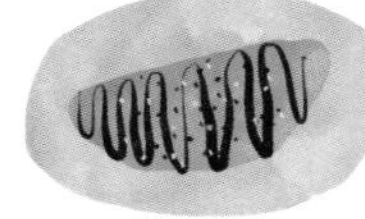
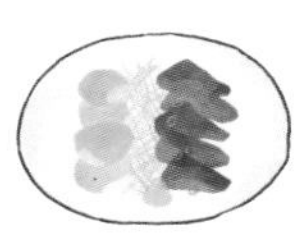

納豆お豆腐お好み焼き、お刺身、
きゅうり、お味噌汁

夕食は炭水化物抜きが多いですが、休日や外食するときはあまり気にせず、食べたいものを食べることにしています。

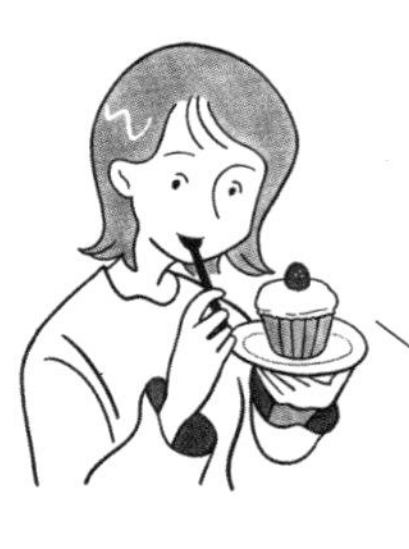

仕事で疲れた日などは、夕飯の後にご褒美として市販のアイスを食べることも！ 我慢しすぎないのが大事です。

Q2 1日のどのタイミングで何を食べている?

時間はあまり気にしていませんが、夕食は炭水化物をとらないことが多いです。市販の間食を買うときは、なるべくカロリー控えめで腹持ちがいいものを選んでいます。

WEEKDAYS 平日の食べ方例

蒸しパンやマフィンは朝起きてすぐ作れる簡単レシピなので、ランチ代わりにしていることも。間食は市販のおやつも含め意外とこまめにしています。

DAY1 家で仕事をする日

7:00 起床
・マフィンを試作

9:00 朝食
・ブラックコーヒー1杯
・ダークチョコレート2個

12:00 昼食
・試作したマフィン1個
・ストリングチーズ1本

16:00 間食
・干し芋1〜2枚

20:00 夕食
・サラダ
・冷や奴
・鶏むね肉と野菜炒め
・市販のアイス半分

DAY2 会社で仕事をする日

7:00 起床
・ブラックコーヒー1杯

8:00 身支度

9:00 出社

10:00 間食
・ダークチョコレート2個

13:00 昼食
・青汁
・ミニサラダ
・チキンバー1本
・低糖質ミニパン1個

16:00 間食
・素焼きナッツ5粒
・デーツ2〜3粒

18:00 間食
・低糖質クッキー数枚

20:00 帰宅・夕食
・サラダ
・キーマカレー
・お米の代わりに豆腐

21:00
残っている仕事やインスタの発信

0:30 就寝

WEEKENDS 休日の食べ方例

朝にやせスイーツの試作をして、ランチにそれを食べることが多いです。休日の夜はあまりカロリーのことは気にせず、外食したりと好きなものを食べます。

DAY1

7:30 起床
・ブラックコーヒー1杯

8:30 パンの試作

11:00 ブランチ
・試作したパン

13:00 カフェへ
・ブラックコーヒー1杯

16:00 間食
・素焼きナッツ5〜10粒

20:00 夕食・外食
・居酒屋で焼き鳥
・ハイボール1杯

DAY2

7:30 起床
・ブラックコーヒー1杯

8:30 プリンの試作

12:00 昼食
・低糖質麺でトマトパスタ

14:00 外出・友人とお茶

16:00 間食
・低糖質クッキー数枚

19:00 帰宅・夕食
・手作りトマトグラタン
・サラダ

20:00 間食
・試作したプリンを半分味見

0:30 就寝

作るのがどうしても面倒なときは
コンビニ&スーパーで買えるおやつで

やせスイーツを毎日食べられたらいいですが、忙しい日々の中で毎日作るのはなかなか難しいもの。大変なときは無理をせず、市販のおやつに頼るのがやせるコツです。

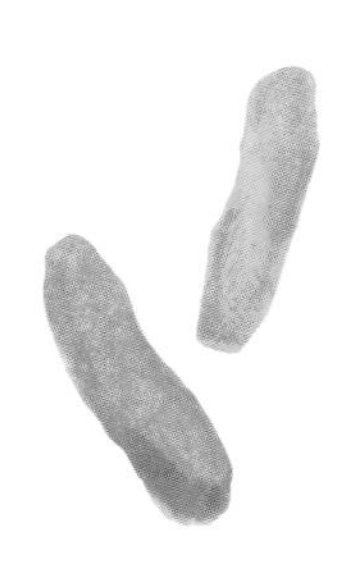

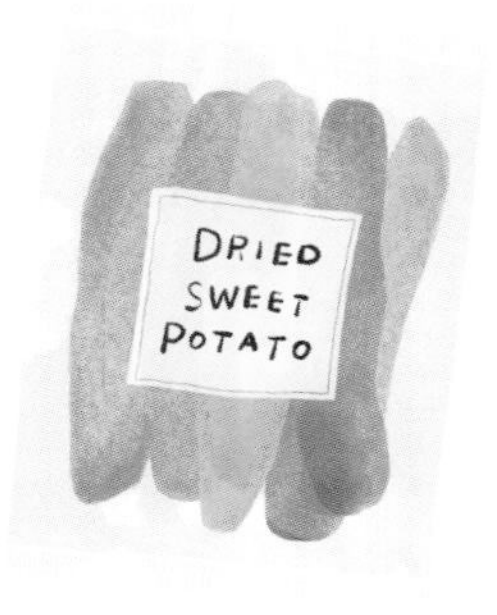

高カカオのチョコレート

ちょっと甘いものが食べたいときには高カカオのチョコレート。カカオ70%以上のものがおすすめ。最近はコンビニでも手に入ります。

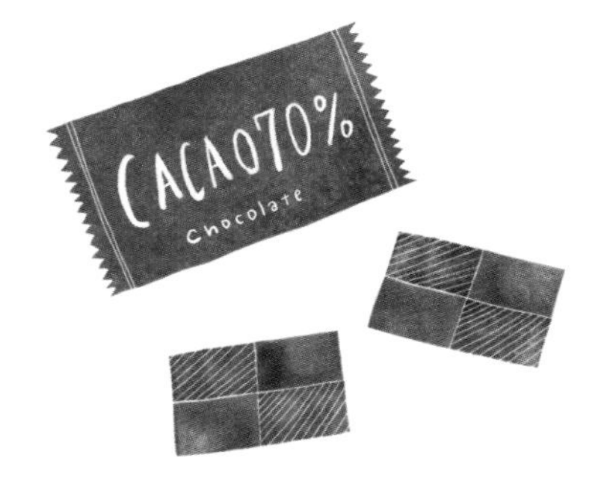

干し芋

食物繊維が多いので腹持ちがよく、しっかり甘いのがうれしい干し芋。いつも大きめのパックを買って、小分けにして食べています。

甘栗

市販のものでも栗のみを原材料にしていることが多い自然派おやつ。お砂糖不使用ですが自然の甘さで満足感ばっちりです。

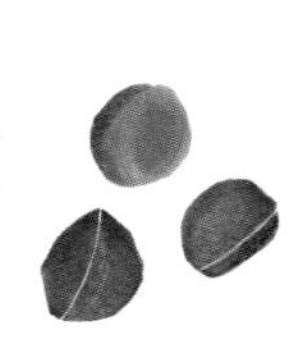

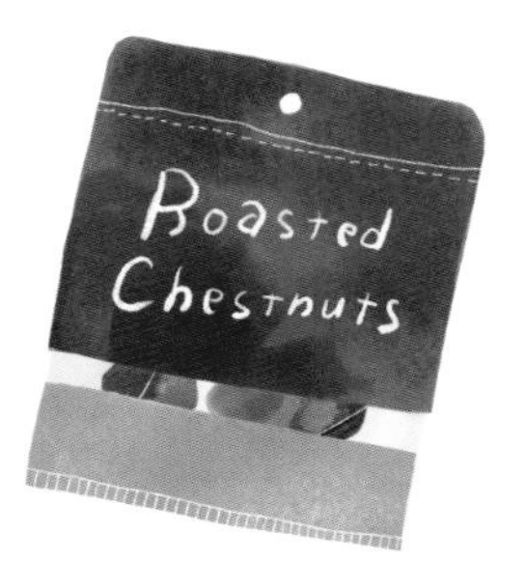

デーツ

食物繊維が豊富で、鉄分も多いと言われているナツメヤシを干したもの。ねっとりと甘く、クセになる味で、１回に２〜３粒食べます。

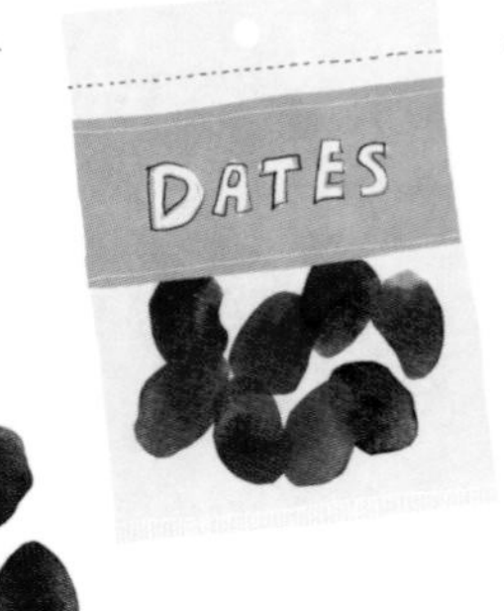

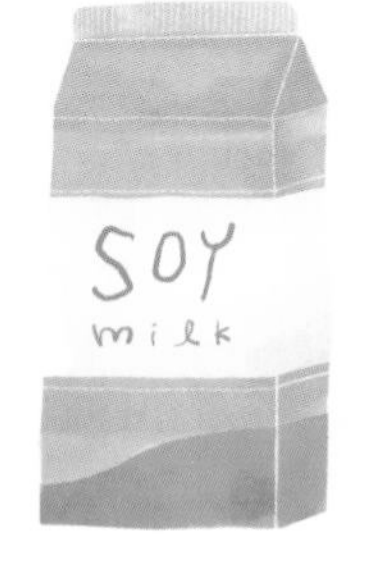

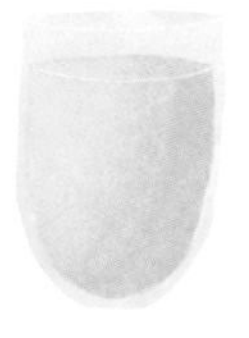

豆乳

レシピにもよく使う豆乳は、市販のパックを買っておけば、そのままおやつ代わりにもなります。無調整のタイプがおすすめ。

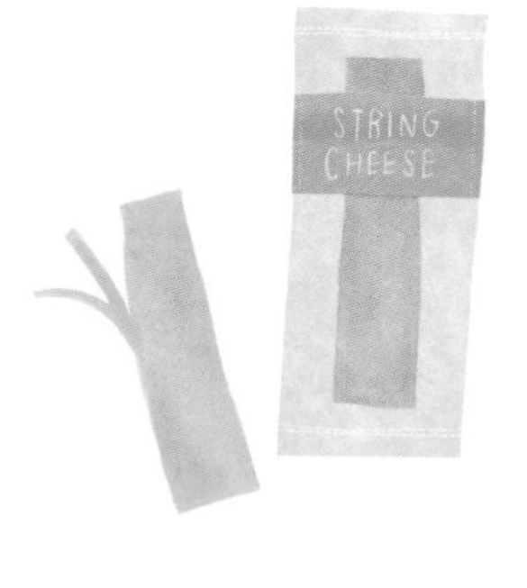

ストリングチーズ

小分けのパックになったストリングチーズはランチタイムに食べることも多いです。低糖質なので常備しています。

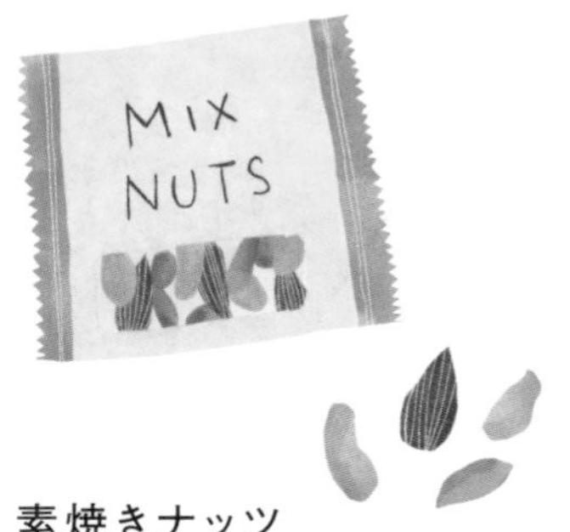

素焼きナッツ

会社での間食としてデーツと一緒に食べることが多いのがナッツ。カロリーが高いものが多いので、食べ過ぎは注意です。

おしゃぶりこんぶ

最強のダイエット向けおやつと言えばおしゃぶりこんぶ。低カロリーなので、口寂しいときのおやつとしておすすめです。

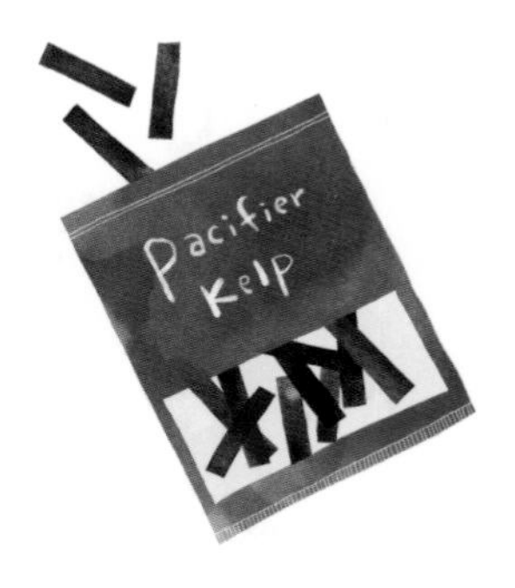

おわりに

この本の出版のきっかけになったインスタグラムは、もともとは私の暮らしの情報を発信していたものでした。あるとき偶然アップしたダイエット関連の投稿への反応がよく、「そういえば、私、ダイエットスイーツを作るのが得意だったんだ」と思い出して、始めたのがきっかけです。このやせスイーツを自分で作るようになってから、私のドカ食いの癖はなくなり、半年で9kgやせた後はリバウンドをせずに今に至っています。インスタグラムで応援してくださっている方にも、なるべく我慢をしない、無理のない体型管理をしたいと思っている方がきっと多いはず。このレシピ本が、少しでもそういう方の手助けになればうれしいです。

mao

Staff

Photography Takuma Itoi

Prop Styling Yui Otani

Cover Design soda design

Design & DTP Kaho Maekawa , Yuna Tanimizu (Roaster)

Illustration Yuna Tanimizu , Kanna Mizuyoshi (Roaster)

Nutrition Supervision Kana Kitajima (Sunny and)

Proofreading Ouraidou

Edit Roaster

mao
お菓子づくりが趣味の会社員。激務の会社員時代に太ってしまったことをきっかけに、やせるスイーツ作りを開始。半年で-9kgのダイエットに成功。2021年より「万年ダイエッターの簡単やせレシピ」としてインスタグラム上で罪悪感のないスイーツレシピを中心に発信中。

@mao_recipe

甘くて簡単で極上に幸せ！　奇跡のやせスイーツレシピ

2023年6月1日　初版発行

著者／mao

発行者／山下直久

発行／株式会社KADOKAWA
〒102-8177　東京都千代田区富士見2-13-3
電話　0570-002-301（ナビダイヤル）

印刷所／凸版印刷株式会社
製本所／凸版印刷株式会社

●お問い合わせ
https://www.kadokawa.co.jp/（「お問い合わせ」へお進みください）
※内容によっては、お答えできない場合があります。
※サポートは日本国内のみとさせていただきます。
※Japanese text only

定価はカバーに表示してあります。

ISBN 978-4-04-606267-3　C0077